# Hefte zur Unfallheilkunde

Beihefte zur Monatsschrift für Unfallheilkunde, Versicherungs-,
Versorgungs- und Verkehrsmedizin

Herausgegeben von Professor Dr. Dr. h. c. H. Bürkle de la Camp

— 113 —

Klaus-Peter Schmit-Neuerburg
Christian-Dietrich Wilde

# Defektüberbrückung
# an den langen Röhrenknochen

Experimentelle Untersuchungen zur Einheilung
massiver Corticalistransplantate

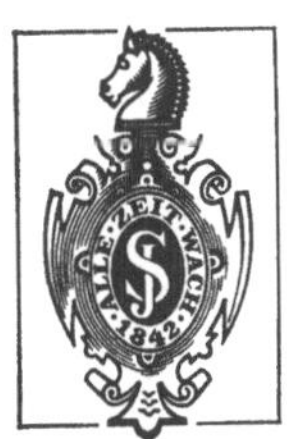

Springer-Verlag · Berlin · Heidelberg · New York · 1973

Hefte zur Unfallheilkunde

Herausgegeben von Professor Dr. Dr. h. c. H. Bürkle de la Camp
7801 Ballrechten-Dottingen

Autoren dieses Heftes:

Privatdozent Dr. K.-P. Schmit-Neuerburg und Dr. C. D. Wilde

Unfallchirurgische Klinik der Medizinischen Hochschule
3000 Hannover, Karl-Wiechert-Allee 9

Mit 60 Abbildungen
davon 16 farbigen auf 4 Tafeln

ISBN-13: 978-3-540-06149-6     e-ISBN-13: 978-3-642-95237-1
DOI:  10.1007/978-3-642-95237-1

# Inhaltsverzeichnis

# Danksagung

Wir danken der Deutschen Forschungsgemeinschaft, Bad Godesberg, aus deren Mitteln diese Untersuchungen finanziert wurden.

Unseren Mitarbeitern, die an dieser Arbeit entscheidend und unermüdlich mitgewirkt haben, sind wir zu größtem Dank verpflichtet: Frau Sabine Green, Frl. Elizabeth Meyer-Scharrer, Herrn Gerd Schreiber.

Ferner danken wir: Herrn Prof. Dr. Borst (Hannover), Herrn Priv.-Doz. Dr. Debrunner (Bern), Herrn Prof. Dr. Frost (Detroit), Herrn Prof. Dr. Hundeshagen (Hannover), Herrn Priv.-Doz. Dr. Perren (Davos), Herrn Prof. Dr. Pichlmayr (Hannover), Herrn Prof. Dr. Schenk (Bern), und den Mitarbeitern ihrer Kliniken und Institute, für ihre Unterstützung.

Folgende Firmen haben durch großzügige Sachspenden unsere experimentellen Untersuchungen in dankenswerter Weise gefördert: Firma Lederle, München: Achromycin; Firma Chemie Grünenthal: Penicillin.

# A. Einleitung

Defekte der Röhrenknochen können angeboren, traumatisch, entzündlich und neoplastisch bedingt sein, oder durch Resektion erkrankter Knochenabschnitte entstehen. In jedem Falle — einige maligne Knochentumoren ausgenommen — geht es darum, die Amputation der Extremität zu vermeiden und die Kontinuität durch Überbrückung der zuweilen großen Defekte wiederherzustellen. Nur selten wird es möglich sein, den Defekt ohne entsprechenden Ersatz, durch direkte Adaptation der Fragmente und Verkürzung der Extremität, zur Ausheilung zu bringen. Am Oberarm ist kein wesentlicher Funktionsverlust zu erwarten, wenn die Verkürzung bis zu 5 cm beträgt (Witt, 1968; Lipscomb und Ivins, 1949). Am Unterarm dagegen führt die gleiche Verkürzung zum Verlust des physiologischen Muskeltonus und damit zur irreparablen Muskelatrophie (Witt, 1968). Probleme der Statik und des Längenausgleichs verbieten ähnliche Maßnahmen an der unteren Extremität.

Für die Mehrzahl der Fälle ergibt sich die Frage, welches Material und welche Operationstechnik am besten geeignet sind, die Kontinuität möglichst vollständig und kurzfristig ohne Funktionsverlust wiederherzustellen. Umschriebene Defekte in sonst gesundem Knochenlager, z.B. juvenile Cysten, bieten noch keine therapeutischen Probleme. Ausgedehnte Defekte in Gelenknähe (Enchondrome, Riesenzelltumoren), im diaphysären Schaftabschnitt (Defekt-Pseudarthrosen) oder bei lokalisierten Knochenerkrankungen (fibröse Dysplasie, Osteomyelitis) und am wachsenden Skelet (kongenitale Pseudarthrose) zählen dagegen zu den schwierigsten Aufgaben in der rekonstruktiven Knochenchirurgie.

Als Material zum Defektersatz haben heute neben autologem Knochen vor allem Metallimplantate erhebliche Bedeutung erlangt. Gemessen an der Häufigkeit ihrer Verwendung, gilt für die verschiedenen Materialien zum Defektersatz etwa die Reihenfolge:

1. Autologer Knochen (vorwiegend Spongiosa, seltener Corticalis).
2. Metallimplantate (Gelenkersatz mit angrenzendem Schaftteil).
3. Homologe konservierte Knochentransplantate.
4. Heterologe macerierte Knochenspäne (Kieler Span).

*Autologer Knochen*, speziell Spongiosa, besitzt zweifellos den größten biologischen und therapeutischen Wert, ist aber nicht immer in ausreichender Menge vorhanden (Schramm, 1968; Rehn und Schramm, 1970). Zur Behandlung einer angeborenen Tibiapseudarthrose, deren Ausheilung erst gegen Ende der Wachstumsperiode als gesichert angesehen werden kann, sind häufig mehrere Knochentransplantationen erforderlich, zumal mit Rücksicht auf die Entwicklung des Kindes möglichst frühzeitig operiert werden sollte (Boyd und Sage, 1958; Swafford, 1963, van Nes, 1966; Apoil, 1970; Witt und Refior, 1970). Große Defekte nach Tumorresektionen lassen sich mit autologem Material nur sehr schwer oder gar nicht überbrücken. Außerdem sind gelegentlich mechanische Anforderungen zu stellen, die von Spongiosa- oder Tibia- bzw. Fibula-Spänen auch nicht in Kombination mit stabilisierendem Osteosynthesematerial erfüllt werden, z.B. bei Defekten der unteren Extremität (Schramm, 1968; Lippmann, 1969).

*Metallimplantate* können ganze Schaftabschnitte ersetzen, speziell, wenn ein Gelenk mitbetroffen ist. Die günstigen Resultate der Alloarthroplastik des Hüftgelenkes scheinen dafür zu sprechen. Bei kritischer Betrachtung ist jedoch festzustellen, daß wichtige Fragen der Gewebsverträglichkeit, des permanenten Kontaktes mit den Weichgeweben („Abkapselung" statt „Durchwachsung"), der Verankerung des Implantates am Knochen und der biomechanischen Kraftübertragung noch ungeklärt sind. Der Vorteil spezieller Metallimplantate für bestimmte Indikationen muß mit einem Risiko erkauft werden, das nur in ausgewählten Fällen zu akzeptieren. ist.

Zur Verwendung *konservierter Knochentransplantate* hat Ehalt 1968 unter der Überschrift „Hat die Knochenbank noch ihre Berechtigung?" eindeutig positiv Stellung genommen. Nach 1531 Transplantationen konservierter Bankspäne betrug die Erfolgsquote 88,2% mit 1,3% lokaler Infekte. Nur in 7,5% der Fälle kam es zum völligen Spanverlust. Für die Defektüberbrückung setzt Ehalt den Bankspan an 2. Stelle hinter den Eigenspan. Eine Konkurrenz mit dem Kieler Span kann nur bei Auffüllung kleiner Hohlräume, z.B. nach Curettage juveniler Cysten entstehen. Kritische Untersuchungen, die Schweiberer (1970) experimentell und an klinischem Material durchführte, haben außerdem zweifelsfrei bewiesen, daß der Kieler Span keine osteoinduktive Potenz besitzt, d.h. keine Osteogenese im unspezifischen Lagergewebe auslöst, da die ungeformte Grundsubstanz durch das Macerationsverfahren denaturiert wird. Nach Urist (1967) ist die Wirksamkeit des „induktiven Prinzips" an die chemische und physikalische Unversehrtheit der Grundsubstanz gebunden. Da die üblichen Konservierungsmethoden keine Veränderung der Grundsubstanz bewirken, ist der konservierte homologe Knochen dem macerierten Kieler Span eindeutig überlegen. Klinische Erfahrungen haben diese Auffassung bestätigt.

Die erfolgreiche Defektüberbrückung mit homologem Bankknochen ist jedoch an gewisse Forderungen gebunden, die erfüllt sein müssen:

Die wichtigste Voraussetzung für die erfolgreiche Defektüberbrückung mit Knochentransplantaten ist die *stabile, biomechanisch richtige Fixierung* des Transplantates in gutem Kontakt mit dem Lagergewebe. „Die Vermeidung schädlicher Bewegungen ist bei der Knochentransplantation von noch größerer Bedeutung als bei der Knochenbruchheilung" (Bürkle de la Camp). Die *funktionelle Beanspruchung des Transplantates* fördert dagegen die Einheilung und den Umbau (Lexer, 1924; Altmann, 1950; Petrokov, 1962; Pauwels, 1965). Das von Lexer (1924) beschriebene „Stadium der Atrophie" mit vorherrschender Resorption, die zur „Durchtrennung des Transplantates" führen kann, entspricht dem Zeitraum, in dem das Transplantat revascularisiert wird. Während dieser Zeit werden mangelnde Stabilität und fehlende funktionelle Beanspruchung die Resorption fördern, Stabilität und physiologische Beanspruchung dagegen die Knochenneubildung begünstigen. Bei *formschlüssigem Kontakt des Transplantats* mit dem angrenzenden Knochen bestehen dieselben biomechanischen Bedingungen wie bei der „Primärheilung" einer stabil fixierten Fraktur. Schenk und Willenegger (1963) konnten experimentell und klinisch nachweisen, daß die primäre Frakturheilung ohne Umweg über intermediäres Narbengewebe (= Callus) zur direkten Überbrückung des Bruchspaltes mit reifem Lamellenknochen führt.

Für den corticalen Knochendefekt, der *nicht* mit autologem Material überbrückt werden kann, müßte — entsprechend den o.g. Forderungen für die Transplantateinheilung — die Kombination eines periostfreien, konservierten homologen Corticalistransplantates mit einer funktionsstabilen Druckosteosynthese die günstigste Lösung sein.

Für die im experimentellen Teil der vorliegenden Arbeit dargestellten Untersuchungen ergibt sich folgende Fragestellung:

1. Wird die Einheilung konservierter Corticalistransplantate im periostfreien Diaphysendefekt durch eine — im Tierexperiment belastungsstabile — Druckosteosynthese begünstigt?

2. Bestehen nach Entfernung aller dem Transplantat anhaftender Weichteile (Periost, Endost, Mark) Unterschiede in der Einheilung frisch-autologer, frisch-homologer, konserviert-homologer und maceriert-homologer Corticalistransplantate?

3. Bietet der homologe Bankknochen unter diesen Bedingungen Vorteile gegenüber der Verwendung körperfremder Implantate?

# B. Defektersatz mit anorganischem Material

Bereits im vorigen Jahrhundert wurden Versuche unternommen, anorganisches Material zum Ersatz von Knochendefekten zu verwenden. Gips ($CaSO_4$) in 5%iger Phenollösung benutzte Dreesmann (1892) an der Trendelenburgschen Klinik in Bonn. Es gelang ihm bei 8 Patienten, umschriebene Knochendefekte zur Ausheilung zu bringen. Positive Berichte über die Verwendung von Gips als Füllmaterial im Tierexperiment und beim Menschen stammen ferner von Martin (1894) und Nyström (1928), der eine Gips-Rivanol-Lösung verwendete, von Oehlecker (1925), Edberg (1930), Kofmann (1925) und Häuptli (1952).

Selbst zur Behandlung osteomyelitischer Defekte wurde die Gipsplombe empfohlen: Petrova (1928) brachte im Hundeexperiment 10 aseptische und 18 infizierte Defekte der Röhrenknochen durch Gipsplombierung zur Ausheilung. 7—12 Tage nach der Operation war das anliegende Periost verdickt, nach 4—6 Wochen ließen sich kompakte Knochenmassen nachweisen. Nach 2—3 Wochen war der Markkanal wiederhergestellt. Restitutio ad integrum wurde bei aseptischen Defekten nach 6—8 Monaten, bei infizierten Defekten nach 12 Monaten beobachtet.

Kovacevic (1953) berichtete über ähnliche Erfolge bei insgesamt 261 Patienten. Bei 3 Kindern (6, 11 und 13 Jahre) mit hämatogener Osteomyelitis wurde nach Diaphysektomie der erkrankten Tibia eine Gipsrolle zwischen die Knochenenden gelegt. Nach 2 Monaten war der Gips resorbiert, bei starker periostaler Regeneration. Nach 4—6 Monaten war wieder ein belastungsfähiges Tibiaregenerat vorhanden und die Osteomyelitis ausgeheilt. Die Vorteile dieser Methode sah Kovacevic in der Stabilisierung des Defektes, Ausschaltung des Muskelzugs und Abkürzung der Behandlungsdauer durch starke Anregung der periostalen Regeneration, wobei er das hohe Calciumangebot für besonders nützlich hielt.

Peltier und Lillo (1955) erzielten innerhalb von 90 Tagen nach subperiostaler Implantation von heißluft-sterilisierten Gipszylindern in 3—4 cm lange Radiusdefekte bei 14 Hunden 8mal knöcherne Regeneration, in 3 Fällen sogar komplette Restitutio der Diaphyse. Nach durchschnittlich 45 Tagen war der Gips resorbiert. In Kombination mit autologer oder homologer Corticalis, die nach frischer Entnahme samt Periost zerkleinert wurde, fand sich kein hemmender Einfluß auf die knöcherne Regeneration der Knochenspäne (Peltier und Orn, 1958). Bei klinischer Anwendung wurde in 5 Fällen beschleunigte Heilung mit knöchernem Durchbau erzielt, sowohl bei Defekten, die durch Tumorexstirpation entstanden waren, als auch bei einer Tibiadefektpseudarthrose, bei der durch Kombination von Gips und autologer Spongiosa in 180 Tagen die Ausheilung erreicht wurde (Peltier, 1959). Die klinische und röntgenologische Ausheilungszeit nach Auffüllung von Tumordefekten schwankte zwischen 90 Tagen (Metacarpal-Enchondrom) und 210 Tagen (Tibiakopf-Riesenzelltumoren). In allen Fällen kam es zur raschen Resorption der Gipsfüllung mit beschleunigter Knochenregeneration und kompletter Ausheilung der Defekte, auch bei lokaler Infektion mit Fistelbildung (1 Fall), die sich nach Gipsresorption und Knochenheilung schloß.

Das lokale Calciumangebot ist für die beschleunigte Knochenregeneration sicher bedeutungslos. Cohen u. Mitarb. (1957) haben durch $Ca^{45}$-Markierung nachgewiesen, daß die zur Knochenneubildung erforderliche Calciummenge immer aus der Blutbahn stammt. Auf das Lagergewebe wirkt $CaSO_4$ nicht osteoinduktiv, sondern nur unspezifisch. Die Kationen reagieren mit Carboxylgruppen, die entstandenen Komplexe werden resorbiert. Die Plombe wird abgebaut, anschließend kommt es zur verstärkten Regeneration bei schon vorhandener osteogenetischer Aktivität des Lagergewebes. Gourley und Arnold (1960) versuchten, die mechanische Qualität des Gipses durch Zusatz von Epoxydharz zu verbessern, jedoch mit dem Ergebnis, daß die Knochenneubildung ausblieb und der Gips nicht mehr resorbiert wurde, sondern eine chronische Entzündung mit Weichteilnekrosen und Pseudarthrosenbildung verursachte.

Für die Klinik ist der Defektersatz mit Gipsplomben heute bedeutungslos. Bei experimentellen Untersuchungen mit anderen Implantaten oder Transplantaten können jedoch Gipsplomben als *unspezifische Kontrollen* für den spezifisch osteogenetischen Wert des Implantates verwendet werden, z.B. im Spongiosatest.

Zusammenfassend lassen sich zum Defektersatz mit Gipsplomben folgende Feststellungen treffen:

1. Die Implantation von Gips in Knochen und Weichteile verursacht *keine* Fremdkörperreaktion mit Ansammlung von Riesenzellen, Granulocyten oder Lymphocyten.

2. Gips wirkt nicht osteoinduktiv, die Knochenneubildung muß vom Periost oder Knochen ausgehen. Die Osteogenese wird nicht behindert, die knöcherne Regeneration durch unspezifischen Reiz gefördert.

3. Unabhängig von der Knochenneubildung wird $CaSO_4$ zuverlässig rasch resorbiert. Im ersatzstarken Lager ist zu diesem Zeitpunkt die knöcherne Regeneration schon so weit fortgeschritten, daß der Defekt knöchern ausgefüllt oder stabilisiert ist.

4. Wundinfekte werden durch Gips nicht kompliziert, die Resorption erfolgt davon unabhängig.

5. Die klinische Anwendung zur Auffüllung von Knochendefekten ist selbst bei bestehendem Infekt und in Kombination mit Knochenspänen möglich, dürfte aber heute praktisch bedeutungslos sein.

# C. Defektersatz mit Metallimplantaten

Für den Ersatz von Knochendefekten mit Metallimplantaten sind unabhängig von der Art und Lokalisation des Defektes folgende Gesichtspunkte zu berücksichtigen:
1. Das Materialverhalten im Gewebe.
2. Die Gewebsreaktion auf das Implantat.
3. Probleme des Gewebe-Metall-Kontakts unter biomechanischen Bedingungen.

## I. Materialverhalten im Gewebe

Die physikalischen und chemischen Eigenschaften der in Betracht kommenden Metalle sind heute sehr gut bekannt. Struktur und mögliche Strukturänderungen, Verformbarkeit, Elastizität und Grenzspannung, Festigkeit gegenüber Zug-Druck- und Wechselbeanspruchung sowie chemisches Verhalten unter definierten Bedingungen ergeben ein genaues Bild der Verhaltensweise des betroffenen Werkstoffes in vitro. V4A-Stahl (AlSl 316) aus der Chrom-Nickel-Stahl-Reihe, und die Cobalt-Chrom-Legierungen entsprechen fast allen Anforderungen, die in dieser Hinsicht an Metallimplantate zum Knochenersatz zu stellen sind (Contzen, Straumann und Paschke, 1967).

Schwieriger ist die Analyse des Materialverhaltens in vivo. Alle Metalle, auch die Edelmetalle, korrodieren unter bestimmten Bedingungen im Gewebe (Hicks, 1958). Die Korrosion ist das Ergebnis der Materialzerstörung durch elektrochemische Prozesse im Elektrolytmilieu der umgebenden Gewebsflüssigkeit, in die hinein positiv geladene Metallionen abwandern (Contzen, Straumann und Paschke, 1967). Kommt es jedoch zur Bildung einer unlöslichen Oxydschicht an der Oberfläche des Metalls, die für Ionen fast undurchlässig, aber für Elektronen leitfähig ist, wird Metall praktisch korrosionsfest, solange die äußerst dünne Passivschicht nicht zerstört wird. Das kann auf mehrfache Weise geschehen: Schon bei der Herstellung der Implantate kann die homogene Kristallstruktur durch Verformung, Überhitzung und Einschluß fremder Metallpartikel (Metalltransfer) verletzt werden. Es entstehen Verzerrungen des kristallinen Gefüges, kristalline Ausscheidungen und Auflagerungen, die elektrochemisch heterogen sind und keine Passivschicht bilden, sondern im Elektrolyt korrodieren.

Beschädigung der Metalloberflächen, vor allem an Berührungspunkten (Schrauben-Platten-Kontakt), Gewebsacidose (Infekt), geringe Sauerstoffspannung und insbesondere biomechanische Fehlbelastung sind die wichtigsten Ursachen, die zur Korrosion führen (Nicole, 1947; Laing, 1958; Contzen, Straumann und Paschke, 1967). Spannungskorrosion als Folge der ungünstigen biomechanischen Beanspruchung spielt in der

Klinik die größte Rolle und führt häufig zur Lockerung des Implantates oder zum Ermüdungsbruch. Abhängig von der Form und Größe können während des Herstellungsprozesses schon Eigenspannungen entstehen, die zur Auslösung einer Spannungskorrosion beitragen (Cahoon u. Paxton, 1970).

Keine Metallverbindung ist derzeit als ideal in jeder Hinsicht zu bezeichnen. Allerdings sind nur wenige der in der Technik gebräuchlichen Metalle und Metallverbindungen auf ihr Verhalten im lebenden Gewebe geprüft (Clarke und Hickmann, 1958). Es ist daher durchaus denkbar, daß im industriellen Bereich Metallverbindungen existieren, die unseren Vorstellungen vom „biologisch idealen" Metallimplantat besser entsprechen als die heute gebräuchlichen Legierungen Vitallium und V4A-Stahl. Hervorragende Eigenschaften besitzt vor allem das Monometall Titan, dessen Verwendungsmöglichkeiten der Implantatherstellung noch nicht ausgeschöpft sind.

## II. Gewebsreaktionen auf das Implantat

a) Das lebende Gewebe reagiert auf tote Implantate unterschiedlich, abhängig von der Toxicität und Zersetzbarkeit des Werkstoffes und von seiner Form, Größe und Oberflächengestaltung (Scales, 1970). Gewebsfreundliche, poröse Metallkörper bestimmter Porengröße können bindegewebig oder knöchern durchwachsen und inkorporiert werden, während für glatte, impermeable Metalle die Umhüllung mit einer fibrösen Kapsel charakteristisch ist. Nur im knöchernen Lager besteht die Möglichkeit des unmittelbaren Kontaktes mit dem Knochengewebe, vorausgesetzt, daß absolute mechanische Ruhe herrscht und elektrochemische Reize fehlen. Wagner (1962) konnte an der Berührungsfläche Metall-Corticalis lebende Osteocyten nachweisen. Abhängig von der Geometrie und Biomechanik entsprechend konstruierter Schrauben, bilden sich Knochenlamellen in direktem Kontakt mit dem Metallgewinde (Abb. 1). Auch um den Stiel nicht einzementierter Femurkopfprothesen waren bei stabilem Sitz durchgehende Knochenlamellen ohne Zwischenschaltung von Bindegewebe nachweisbar (Collins, 1954; Mittelmeier und Singer, 1956).

Mechanische Unruhe führt dagegen auch bei Verwendung korrosionsfester Metalle zur verstärkten Bindegewebsproliferation (Wood et al., 1970), im knöchernen Lager gleichzeitig zur Druckresorption des Knochens. Bei anhaltendem Gewebereiz, ob physikalisch oder chemisch bedingt, entsteht vor allem im Weichteillager ein mächtig verdicktes Kapselgewebe mit Verquellung und Degeneration des Bindegewebes, Nekrosen und Verkalkungsherden (Cotta und Schulitz, 1970). Dadurch kann die Funktion eines Implantats erheblich beeinträchtigt werden, außerdem treten Schmerzen auf.

Als physikalischer Reiz kommen neben mechanischer Unruhe Unebenheiten der Metallfläche, starke Krümmungen, Kanten und Risse in Betracht, außerdem abgesprengte Metallpartikel, die einen lokalen Ent-

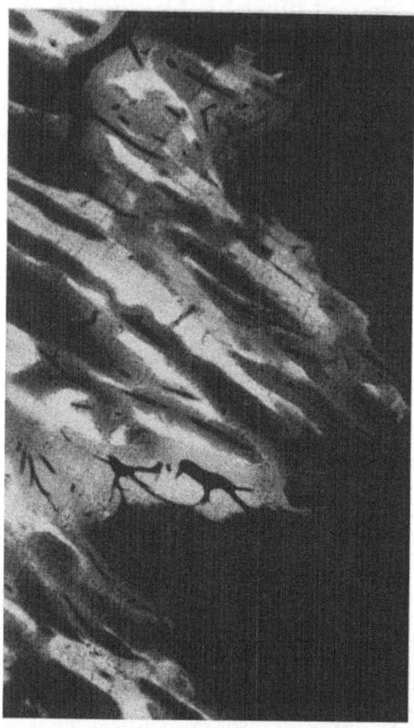

Abb. 1. Mikroradiogramm eines Schraubengewindeganges (4,5 mm AO-Schraube) in der Corticalis des Schafsmetatarsus: die hell- und dunkelgrauen Zonen repräsentieren neugebildeten Knochen, der in unmittelbarem Kontakt mit dem Metallgewinde entstand. Die weißen Zonen entsprechen vollmineralisiertem älteren Knochen. Schliffpräparat 70 μ (× 60)

zündungsreiz mit Ansammlung von Plasmazellen, Mikrophagen und Riesenzellen verursachen (Willert und Schreiber, 1969; Homsy, 1970).

Chemische Reize — Toxicität des Metalls, Makro- und Mikrokorrosion — können alle morphologischen Varianten der Entzündung und Degeneration hervorrufen.

b) Die Toxicität wird auf Gewebs- und Organkulturen geprüft, wobei sich die wachstumshemmende Konzentration bestimmen läßt (Hulliger, Pohler, Straumann, 1967). Aus Toxicitätstesten kann man jedoch noch nicht auf die Verträglichkeit eines Implantates schließen. Aufschlußreicher sind daher Metalltests, die unter standardisierten Bedingungen durchgeführt werden. Hagmann (1965) mißt z.B. den Anbau von Knochenlamellen am Gewinde standardisierter Schrauben aus verschiedenen Metallen im Rattenfemur. Der relative Volumenzuwachs gilt als Parameter für die Gewebsverträglichkeit („Bio-Compatibilität"). Vergleicht man die Ergebnisse der Toxicitätsprüfung reiner Metallsalze mit der Gewebereaktion im lebenden Organismus, ergeben sich deutliche Unterschiede. In der Gewebekultur erweist sich Cobalt als hochgradig toxisch, während Eisen sich gewebsfreundlich verhält. Im Organismus sind die Verhältnisse genau umgekehrt: Eisen zeigt stärkste Korrosion, Cobalt verhält sich passiv. Nicht die Toxicität des Metalls, sondern die Menge der Korrosionsprodukte ist für die Gewebsreaktion ausschlaggebend (Contzen, Straumann und Paschke, 1967). „Ein toxisches Metall, das sich inert verhält, wird weniger Schaden anrichten als ein nichttoxisches, das stark korrodiert" (Clarke und Hickmann, 1958).

c) Makrokorrosion verursacht im Weichgewebe akute, subakute und chronische Entzündungsformen, die unter dem klinischen Bild des Seroms, des infizierten Hämatoms, einer Cellulitis oder einer chronischen schmerzhaft-indurierten Schwellung verlaufen (Hicks, 1958). Diese Erscheinungen treten 1—2 Wochen nach Metallimplantation auf und können akut zur Wunddehiszenz oder Fistelbildung, subakut zur anhaltenden Rötung und Schwellung führen. Die chronische Form tritt gelegentlich erst nach 20—35 Wochen auf, meist unter dem Bild einer derben Infiltration mit ekzematöser Hautschuppung (Contzen, 1970; Hicks, 1958). Die Abgrenzung gegen einen bakteriellen Wundinfekt kann schwierig sein. Zuweilen finden sich apathogene oder schwach pathogene Keime, nach mehrfacher Punktion oder Eröffnung der Wunde kommt es jedoch oft zur Sekundärinfektion, die dann den weiteren Verlauf bestimmt.

Nicole (1947) hat die „abnorme biomechanische Konstellation" des Implantats als Hauptursache der Korrosion bezeichnet. Korrosionserscheinungen fand er stets an den Stellen höchster mechanischer Beanspruchung durch Biege- und Scherkräfte.

Das anliegende Gewebe reagiert mit Entzündung und Fibrose im Weichteillager, mit Knochenabbau und Bildung von bindegewebigem Callus im knöchernen Lager. Bindegewebsreaktionen, Ansammlung von Fremdkörperriesenzellen, die Metall- und Oxydpartikel speichern, sowie umschriebene Nekrosen mit käsiger Einschmelzung erinnern an die abakterielle, pseudotuberkulöse Entzündung. Zwangsläufig kommt es zur Lockerung der Implantate mit weiterer Verschlechterung der biomechanischen Situation und verstärkter Korrosion, die durch pH-Abfall und sinkende Sauerstoffspannung noch begünstigt wird (Contzen, 1970).

Im Umgang mit den heute gebräuchlichen Implantaten aus hochgradig korrosionsfestem Material muß man sich darüber klar sein, daß diese Form der klinisch signifikanten Korrosion fast ausschließlich das Ergebnis biomechanischer Fehlleistungen ist. Instabilität und mechanische Überbeanspruchung sind meist die auslösenden Faktoren (Homsy, 1970).

d) Mikrokorrosion tritt klinisch kaum in Erscheinung, im Weichteillager findet man Fibrose, Pigmentgranula, perivasculäre Rundzellinfiltrate und — meist apathogene — Mikroorganismen, die allerdings hier häufiger und länger beobachtet werden als im Narbengewebe normaler Wunden (Hicks, 1958).

Ferguson, Laing und Hodge (1960) konnten Bestandteile von Metallimplantaten regelmäßig in den umgebenden Weichteilen nachweisen.

„Korrosionsfeste" Metalle, die in die Rückenmuskulatur von Kaninchen implantiert wurden, verursachten Gewebsreaktionen unterschiedlicher Stärke. Die erste Schicht, dem Implantat direkt anliegend, bildeten flache Bindegewebszellen (Pseudomembran). In der nächsten Schicht war das Muskelgewebe durch Bindegewebe und Fett ersetzt. Bei stärkerer Reaktion fanden sich hier entweder Muskelnekrosen oder eine zellfreie Zone zwischen dem Implantat und der stärker ausgeprägten Pseudomembran. Metallkristalle und Granula waren regelmäßig vorhanden. Die Membrandicke wurde als Kriterium der Reaktionsstärke bestimmt. Eisen, Cobalt, Chrom, Nickel, Molybdän, Vanadium und Mangan verursachten die stärksten Reaktionen, Titan, Zirconium und Columbian die schwächste (Laing, Ferguson und Hodge, 1967).

e) Bakterielle Infektion im Zusammenhang mit Implantaten ist gleichbedeutend mit therapeutischem Mißerfolg (Boitzy und Zimmermann, 1969; McFaddin und Miller, 1958; Contzen, Straumann und Paschke, 1967). Der Infekt kann erst ausheilen, wenn das Implantat entfernt ist. Das Risiko einer Infektion wird durch eine Reihe ungünstiger Bedingungen erhöht: Gewebsnekrosen und Ansammlung von Gewebsflüssigkeit in der Umgebung des Implantats, Bildung einer derben, schlecht vascularisierten Bindegewebskapsel, mangelnder Gewebekontakt des Implantats, rauhe impermeable Oberfläche, Instabilität im knöchernen Lager, Reibung und sonstige mechanische Irritation im Weichteillager, und chemische Reize durch Implantatpartikel (Boitzy und Zimmermann, 1969; Contzen, Straumann und Paschke, 1967; Oettel, 1963; Mittelmeier und Singer, 1956; Witt, 1969). Erwähnt wurde bereits die Beobachtung von Hicks, der häufiger apathogene Keime im fibrösen Kapselgewebe fand. Elek (1956) stellte fest, daß die Virulenz apathogener Keime im Kontakt mit totem Material erheblich ansteigt. Schleich- und Spätinfekte können auch noch im 3. und 4. Jahr in Erscheinung treten. Von 27 infizierten Hüftprothesen entfielen nach Boitzy und Zimmermann (1969) 20 auf die Gruppe der Schleich- und Spätinfekte. Metallimplantate, die unmittelbar unter der Haut liegen, sind besonders gefährdet. Kantendruck, Kompression der Hautgewebe und Scherbewegungen zwischen Implantat und Haut verursachen subcutane Gewebsnekrosen. Hautnekrosen über dem Implantat sind irreparabel (Brav, McFaddin und Miller, 1958; Scales, 1958).

f) Tierexperimentell wurde nachgewiesen, daß Metall- und Kunststoffimplantate zur Entstehung von Fibrosarkomen bei Ratten führen können (Oppenheimer *et al.*, 1955, 1956; Nothdurft, 1955). Die Tumorbildung erfolgte in Abhängigkeit von den physikalischen Eigenschaften des Implantats. Nothdurft fand Sarkome am häufigsten bei massiven Polymer-Implantaten von 12—20 mm Durchmesser, vorzugsweise im Bereich konkaver Flächen. Am Menschen wurden maligne Tumoren in Verbindung mit Kunststoffimplantaten seit 30 Jahren nicht beobachtet. Bei korrodierten Metallimplantaten hingegen kam es in 4 Fällen nach 30—35 Jahren zum Auftreten maligner Tumoren (Siddons und McArthur, 1952; Penn und Epstein, 1953; McDougall, 1956). Im letzten

Fall handelte es sich um eine Femurplatte (74% Fe, 18% Cro, 8% Ni)
mit Schrauben unterschiedlicher Zusammensetzung (88% Fe, 12% Cro).
Tumoren in Verbindung mit V4A-Strahl oder Chrom-Kobalt-Molybdän-
Legierungen wurden dagegen nie beobachtet (Scales, 1968).

## III. Gewebe-Metall-Kontakt unter biomechanischen Bedingungen

Bei Verwendung von Metallimplantaten zum Defektersatz ergeben
sich biomechanische Probleme. Statische und dynamische Kräfte bean-
spruchen das Implantat, mit dem Ziel der Verformung, die entweder
reversibel-elastisch oder permanent-plastisch erfolgen kann. Dabei werden Spannungen im Material erzeugt, deren Größe dem Widerstand
(= Festigkeit) entspricht, den das Material leistet.

a) Beim Gelenk- oder Teilersatz einer Extremität werden erhebliche,
z.T. komplexe Kräfte wirksam, besonders an der unteren Extremität,
wo abschnittsweise je nach Art und Richtung des Muskelzugs der stati-
schen und dynamischen Kräfteverteilung ganz unterschiedliche Werte
für Einzelkräfte und Gesamtbeanspruchung entstehen (Evans, 1957).
Durch physiologische Synergismus verschiedener Muskelgruppen werden die auf den Knochen wirkenden Kräfte verteilt und gebremst.
Unphysiologische Belastungsspitzen treten im Rahmen normaler Be-
wegungsabläufe nicht auf. Wird aber ein größerer Knochenabschnitt,
z.B. die obere oder untere Femurhälfte, ersetzt, ergeben sich für die
Biomechanik der Extremitäten erhebliche Veränderungen: Die heute
fast ausschließlich verwendeten Prothesen aus Chrom-Kobalt-Molybdän-
Legierungen (Vitallium) besitzen impermeable Oberflächen. Nur wenige
Muskelgruppen und Sehnen lassen sich temporär an dafür vorgesehenen
Stellen fixieren (Scales, 1958). Im wesentlichen erfolgt die „Reinsertion"
der Muskelansätze, Sehnen und Bänder durch Verwachsung mit der
meist dicken fibrösen Kapsel, die das Implantat umgibt. Da eine echte
gewebliche Vereinigung zwischen Prothesen und Muskulatur nicht zustande kommt, fehlt im Bewegungsablauf die *balancierte Muskelkontrolle*.
Die Beanspruchung des Implantats erfolgt abrupt, besonders bei „Schock-
belastung", wenn die einwirkenden Kräfte plötzlich mit voller Stärke
angreifen oder wechseln, z.B. beim Stolpern oder beim Fehltritt. Unter
solchen Bedingungen können für die Prothese gefährliche Spitzen-
belastungen entstehen (Scales, 1958).

b) Der eigentlich kritische Punkt des prothetischen Ersatzes ist die
Kraftübertragung vom Implantat auf den Knochen. Die zuverlässige
Fixierung ist um so schwieriger, je stärker die Scher- und Torsionskräfte
sind, die an der Verbindungsstelle angreifen (Burrows, 1967; Charnley,
1970; Scales, 1956 und 1964).

Zur Metallfixierung am Knochen können prinzipiell 3 Wege be-
schritten werden (Charnley *et al.*, 1970):

1. Plattenschraubenfixierung.

2. Stabilisierung durch Kombination eines Kontaktsockels („inter-
ference fit"), der sich unter Belastungsdruck auf dem Knochenquer-

schnitt abstützt, mit einem intramedullären Metallschaft, der gegen Torsion und Kippung stabilisiert.

3. Einzementierung des Metallschaftes mit autopolymerisierendem Methyl-Methacrylat (Bone Cement, Palacos).

1. *Die Platten-Schraubenfixierung* ergibt keine ausreichende Stabilität, weder für Gelenk- noch für Schaftprothesen (Scales, 1964; Charnley, 1970). Bei Verwendung breiter Doppelplatten, die an der oberen Extremität ausreichend stabilisieren würden, kommt es zur Unterbrechung der Gefäßversorgung des Knochens, so daß sich die Schrauben im nekrotischen Gewebe lockern (Scales, 1964). Auch die Anordnung zahlreicher Löcher am Prothesensockel und -schaft zur Förderung des knöchernen Einbaus erwies sich als wenig effektiv (Scales, 1964).

2. Wesentlich stabiler ist *die breite Abstützung der Prothese auf dem Knochenquerschnitt* — durch Bildung eines Sockels, einer Manschette oder mehrerer Lamellen, die dem Knochen außen anliegen —, in Kombination mit einem Schaft oder Stiel, der in die Markhöhle eingeschlagen wird. Gute Resultate wurden damit beim Femurkopfersatz (Moore, Thompson), bei Ersatz des Kniegelenkes (Walldius, 1960; Wilson, 1969), des Ellenbogengelenkes (Lenggenhager, 1958) und gelenknaher Schaftabschnitte (Barr und Eaton, 1965; Scales, 1964; Mittelmeier, 1970; Weller und Klümper, 1970) erzielt.

Aber auch bei dieser Art der Fixierung waren die häufigsten Komplikationen — Knochenresorption, Fibrose, Metallbruch und Infektion — durch Prothesenlockerung bedingt (Merle d'Aubigné, 1963; Shiers, 1954; Brav, 1958; Young, 1963; Charnley, 1960). Korrosion und Metallose infolge Instabilität ließen sich am intramedullären Schaft und im umgebenden Lagergewebe sogar bei korrosionsfesten Vitalliumprothesen nachweisen (Girzadas, Geens, Clayton und Leidholt, 1968). Diese Veränderungen werden auch dann beobachtet, wenn klinische Zeichen einer Prothesenlockerung fehlen. Ursache sind Mikrobewegungen („fretting") zwischen Metall und Knochen, die sich aus der unterschiedlichen elastischen Verformbarkeit beider Materialien ergeben. Charnley (1965) errechnete einen Bewegungsausschlag von 25 $\mu$ am Schaft einer belasteten Hüftprothese. Da die Kraftübertragung bei gutem Prothesensitz fast ausschließlich an der Kontaktfläche zwischen Sockel und Knochenquerschnitt erfolgt, wird der Knochen axial komprimiert und elastisch verkürzt, während der Prothesenstiel seine Länge behält. Bei asymmetrischer Kraftübertragung konzentriert sich die Beanspruchung auf eine kleinere Fläche, die Verformung erreicht sogar Grenzwerte. Gleichzeitig wird das Ende des Prothesenstiels gegen eine Corticaliswand gedrückt und verursacht hier Resorptionen, so daß der geschwächte Knochen frakturieren kann.

3. *Zusätzliche Verankerung des Prothesenstiels durch Knochenzement* ergibt dagegen großflächigen Kontakt zwischen der rauhen, aus Halbkugeln bestehenden Oberfläche des Polymers, das mit dem Prothesenstiel eine mechanische Einheit bildet. Da die Zementoberfläche der Trabekelstruktur des Knochens anmodelliert ist, erfolgt die Kraftüber-

tragung nicht mehr ausschließlich am Prothesensockel, sondern über den Prothesenstiel auf die Kontaktfläche zwischen Zement und Knochen. Nach Charnley (1965) ist dadurch der „Sicherheitsfaktor" für stabile Fixierung (= Verhältnis maximaler Beanspruchung des Knochens zur tatsächlichen Beanspruchung) 380mal größer als ohne Zement.

Allerdings gilt dieser Wert für unmittelbaren Zement-Knochen-Kontakt. Tatsächlich kommt es jedoch zur Bildung einer 5—250 µ dicken Bindegewebsschicht zwischen Zement und Knochen, infolge Nekrose der inneren Knochenschicht. Charnley (1965) vergleicht diesen Zustand mit einer „straffen Pseudarthrose" als Übergangsstadium bis zum Wiederaufbau der Knochenlamellen. Die Erfolge, die seit Verwendung des Methyl-Methacrylat-Zements sowohl beim Hüftgelenksersatz als auch bei der stabilen Fixierung langer Schaftprothesen (Scales, 1964) erzielt wurden, scheinen die Vorstellungen Charnleys zu bestätigen.

Inzwischen ist erwiesen, daß die Toxicität und gewebsschädigende Wirkung des Methyl-Methacrylats keineswegs unbedenklich ist und strenge Indikationsstellung voraussetzt. Oppenheimer demonstrierte mit $C^{14}$-markiertem Methacrylat, daß der Kunststoff resorbiert, abgebaut und sowohl kurz nach Implantation als auch nach einem Jahr im Harn ausgeschieden wird. Homsy, Tullos und King (1969) implantierten auto-polymerisierendes Methyl-Methacrylat bei 4 Hunden in den Femur-markkanal, ca. 20—40 g, entsprechend klinischen Dosen. Schon nach 1 min war das toxische Monomer in der oberen Hohlvene nachweisbar, nach 3 min in den Lungenvenen, wobei die Maximalkonzentration von 1 mg-% erreicht wurde. Nach 20 min ergab die Obduktion zahlreiche punktförmige Hämorrhagien in der Lunge, die bei einer Obduktion nach 30tägigem Überleben schon abgeheilt waren. Histologisch fanden sich in diesen Fällen diffus verteilte Fibringerinnsel.

Sowohl beim Menschen als auch im Tierversuch wurden während und nach Polymerisation Blutdrucksenkungen um 20 mm Hg beobachtet.

In unmittelbarer, knöcherner Umgebung des Implantats war am ersten Tag eine Coagulationsnekrose nachweisbar, in engem Kontakt mit dem Polymerisat, die sich innerhalb der nächsten 14 Tage in eine fibröse Kapsel umwandelte. Diese blieb länger als 9 Monate unverändert bestehen.

Die tierexperimentellen Untersuchungen, die Smith (1959) durch-führte, haben bewiesen, daß speziell die monomeren Methacrylate, die auch nach Blockpolymerisation in einer Konzentration von 3—5% vor-handen sind, schwere toxische Gewebsreaktionen auslösen (Spealman et al., 1945; Oettel, 1958; Hulliger, 1962). Mohr (1958) sah in der Um-gebung von Blockpolymerisaten chronisch entzündliche Granulome mit hyalinisiertem Bindegewebe, Blutungsherden, Entartung der Cyto-plasmastrukturen und Kernzerfall.

Szyszkowitz (1971) fand bei Kombinationsosteosynthesen an der Kaninchentibia ausgedehnte Nekrosen der Corticalis im Bereich einer intramedullären Zementplombe. Fremdkörperriesenzellen phagocytierten Methacrylatpartikel und transportierten sie auf dem Blut- und Lymphweg ab. Bei Instabilität kam es zu besonders starken Gewebsreaktionen mit Nekrosen, die käsig einschmolzen, entsprechend dem Bild einer pseudotuberkulösen Entzündung.

Cotta und Schulitz (1970) fanden in bis zu 3 mm dicken Kapselregeneraten nach Hüftgelenksersatz schwere degenerative Veränderungen mit fokalen Cytoplasmanekrosen und Lyosomen, lipoide Umwandlung von Membranstrukturen, Gewebeverkalkungen und hyalinisierte Gefäße.

Willert und Schreiber (1969) sahen auf der dem Methacrylat zugewandten Kapselfläche einer Thompson-Prothese dichte Säume von Fremdkörperriesenzellen, im knöchernen Lager war der vitale Knochen auch noch nach 4 Jahren vom Kunststoff durch eine Bindegewebsschicht getrennt. Die angrenzende Diaphysenkompakta zeigte osteoporotische Auflockerung und Spongiosierung. Im Weichteillager wurden ausgedehnte Nekrosen bindegewebig organisiert.

Der Ansicht vieler Autoren, die aufgrund überwiegend guter klinischer Ergebnisse Methyl-Methacrylat als gut verträglich und gewebsfreundlich bezeichnen, ist nicht ohne Vorbehalt zuzustimmen (Heinze, 1956; Müller, 1962; Scheuba, 1969; Buchholz, 1969; Wiltse, 1957). Allerdings sind die Reaktionen bei stabilem Sitz, genügend dicker Corticalis mit spongiöser Innenschicht und guter Vascularisierung, also vorwiegend im Bereich der Metaphyse langer Röhrenknochen, wesentlich schwächer als im diaphysären Schaftabschnitt, im periarticulären Kapselgewebe oder im Weichteillager.

Die stabile Fixierung von Metallprothesen zum Gelenk- oder Schaftersatz ist „fortdauernd ein ungelöstes biologisches Problem" (Reichelt, 1971).

### IV. Klinische Verwendung von Metallprothesen

*Die klinische Verwendung von Metallprothesen*, zum Defektersatz betrifft hauptsächlich Gelenkplastiken, vor allem des Hüftgelenkes. *Kniegelenksprothesen* haben für den Polyarthritiker segensreiche Bedeutung erlangt. Fehlschläge sind jedoch im Vergleich zum Hüftgelenksersatz weitaus häufiger. Wundheilungsstörungen können bei der relativ dünnen Weichteildecke schneller zur Infektion des Gelenkes führen (Walldius, 1960; Young, 1963). Die Konstruktion als Scharniergelenk ist biomechanisch denkbar ungünstig. Während seitliche Biege- und Torsionskräfte an der Hüfte *im Gelenk* angreifen, müssen sie im Knie von der Metallverankerung am Knochen übernommen werden. Dabei wechselt die Richtung dieser Beanspruchung noch um den Beugewinkel von mindestens 90°. Gelenkinstabilität, Lockerung und Bruch der intramedullären Schäfte oder Verschleiß, Abrieb und Bruch im Scharnier sind typische Komplikationen, die trotz Einzementierung auftreten (Walldius, 1960, 1971; Shiers, 1961; Aufranc, 1963; Young, 1963; Blauth, 1971).

Insgesamt liegt die Mißerfolgsquote des Kniegelenksersatzes noch bei 20%. Hier ist die Entwicklung sicher noch nicht abgeschlossen.

Günstiger wäre ein Gelenk, das entsprechend dem normalen Kniegelenk in Beugestellung gewisse Drehbewegungen zuließe.

Ähnlich sind die biomechanischen Verhältnisse beim *Ersatz des Ellenbogengelenkes*, das allerdings nicht unter Körpergewichtsbelastung steht. Meist wird nur der humerale Gelenkanteil ersetzt (Barr und Eaton, 1965). Hauptindikationen sind die Polyarthritis und in Fehlstellung verheilte Frakturen mit schmerzhafter Bewegungseinschränkung. Die Zahl der publizierten Fälle ist jedoch relativ klein (Barr und Eaton, Lenggenhager, Venable, McAusland, Dee, 1970, 1972; Johnson und Schlein, 1970). Komplikationen sind wiederum Bruch und Lockerung des Prothesenstiels (McAusland, 1954; Barr und Eaton, 1965) oder schmerzhafte Schwellung und Bewegungseinschränkung unter Belastung. Am häufigsten bleibt ein mäßiger Funktions- und Kraftverlust bestehen.

*Am Schultergelenk* werden gute Ergebnisse erzielt, wenn sich der Ersatz auf den Humeruskopf beschränkt, z.B. bei frischen Trümmerfrakturen (Neer, 1955; Eberle, 1966). Beim Ersatz des proximalen Humerusdrittels nach Tumorresektion kommt es meist zu erheblichem Funktionsverlust durch unphysiologische Änderung der Muskelansätze oder des Muskeltonus (Neer, 1955; Witt, 1969). Die Wiederherstellung und Fixierung der Muskelmanschette an der Prothese ist daher unbedingt anzustreben (Mittelmeier, 1970; Zatsepin *et al.*, 1970).

Über den *prothetischen Ersatz längerer Schaftabschnitte* liegt eine große Zahl kasuistischer Veröffentlichungen vor, zumeist in Zusammenhang mit ausgedehnten Tumorresektionen. Die individuelle Anfertigung der Prothese nach dem Muster des Resektionspräparates oder eines Gipsabdruckes ist erforderlich, um Schwierigkeiten bei der Implantation zu vermeiden und den Weichteilmantel wieder spannungslos schließen zu können (Brav *et al.*, Witt, 1969; Heinemann, 1970; Fuchs, 1960; Nigst, 1963). Narbengewebe, Weichteilatrophie und abgelaufene Infekte sind als Kontraindikationen zu betrachten. Brav *et al.* (1958) implantierten 4 maßgefertigte Schaftprothesen in vernarbte, z.T. ehemals infizierte Schußbruchdefekte. Wundheilungsstörungen und Infekte zwangen zur Entfernung aller vier Prothesen.

Die Einzementierung der Prothese im Knochen ist allen anderen Fixationsmethoden überlegen (Scales, 1964). Ein längerer intramedullärer Prothesenstiel im Sinne eines Marknagels ist unzweckmäßig, da die Rotationsstabilität nicht gewährleistet ist und das Ausmaß der Mikrobewegungen („fretting") mit der Länge des Stieles zunimmt (Charnley, 1965).

Die Reposition und Reinsertion der Muskelgruppen, Sehnen und Bänder am Prothesenschaft ist sehr wichtig (Heinemann, 1970; Mittelmeier, 1970). Gewebenekrosen und undrainierte Flüssigkeitsansammlungen in der Umgebung des Implantats sind hochgradig infektgefährdet und müssen gegebenenfalls durch Reoperation ausgeräumt werden (Bohlman und Moore, 1943). Für die Heilung der umgebenden Weichteile sind

2—3 Wochen anzusetzen. Vorher sollten weder die Fäden entfernt noch mit Physiotherapie begonnen werden (Walldius, 1960, 1971).

Am weitaus häufigsten betrifft der Defektersatz den *proximalen Femurschaft*. Überwiegend werden Vitallium-Prothesen mit perforierter Manschette und intramedullärem Stiel verwendet (Delitala, 1947; Loomis, 1950; Nigst, 1963; Weller und Klümper, 1970, u.v.a.). Buchmann (1963) gelang es sogar, eine Metallfemurtotalprothese über eine Metallkniegelenksprothese mit der Tibia funktionsfähig zu verbinden. Noch 10 Jahre später war die Konstruktion intakt.

*Femurdefekte in Schaftmitte* überbrücken Pap und Gaal (1970) mit Acrylzylindern, die periostal mit Platten fixiert und medullär durch einen Küntscher-Nagel verstärkt werden. Dabei kam es aber zum Ermüdungsbruch des Nagels. Nigst (1963) verwendet Aralditzylinder, die er mit Nagel oder Platten stabilisiert. Howmet bietet für den Defektersatz in Schaftmitte eine zweiteilige perforierte Vitallium-Prothese an (Brav *et al.*, 1954). Klinische Berichte über deren Verwendung sind uns jedoch nicht bekannt.

Der zweithäufigste Defektersatz betrifft den *proximalen Humerus*, entweder durch ein Vitallium-Standardmodell oder — bei größerer Ausdehnung — als Maßanfertigung (Fuchs, 1966; Mittelmeier, 1970; Scales, 1964). Obwohl die funktionellen Resultate nicht gut sind, steht die Erhaltung der Extremität im Vordergrund. Auch Knochentransplantate, die zur Defektüberbrückung am Oberarm verwendet werden, erzielen kein besseres Ergebnis (Zatsepin *et al.*, 1970).

Weitere Berichte über den Ersatz von Schaftdefekten mit Metallprothesen betreffen den distalen Femurabschnitt (Pap und Gaal, 1970), den mittleren Humerusschaft (Horwitz, 1955), das distale Radiusdrittel (Morisi und Terragni, 1967; Casuccio und Melanotte, 1970) und den ausgedehnten Ulnadefekt eines Kindes, den Buchmann mit einer hohlen, perforierten Vitallium-Prothese, gefüllt mit Spongiosa, überbrückte und mit befriedigendem Ergebnis 6 Jahre lang verfolgen konnte.

Die weitaus häufigste *Indikation* zur Resektion meist gelenknaher Schaftabschnitte ist der Riesenzelltumor, an zweiter Stelle stehen Chondrome, Chondroblastome und Chondrosarkome (Zatsepin, 1970). Zunehmend häufiger werden außerdem Metastasen visceraler Carcinome, meistens im proximalen Femur, reseziert und prothetisch ersetzt. Thomine (1970) berichtet über 8 Fälle: davon überleben einer seit 4 Jahren, zwei seit mehr als 2 Jahren und einer seit über 1 Jahr. Nigst (1963) vertritt denselben Standpunkt und empfiehlt nach radikaler Entfernung des Primärtumors (Mamma, Niere, Schilddrüse) die Resektion des befallenen Schaftabschnittes mit prothetischem Ersatz, der wesentlich bessere Ergebnisse und Überlebenchancen bietet als Kombinations-Osteosynthesen mit Palacos und Nagel oder Platte.

*Ergebnisse.* Stärkere *Funktionseinschränkungen* als Folge des massiven Defektersatzes entstehen vor allem an der oberen Extremität (Johnson und Schlein, 1970). Gelingt es, durch Reinsertion der Rotatorenmanschette den physiologischen Muskelverlauf und -tonus wiederherzustellen, sind jedoch gute Ergebnisse möglich (Mittelmeier, 1970). An der unteren Extremität bleibt in der Mehrzahl der Fälle eine deutliche Gangunsicherheit infolge mangelnder Muskelführung bestehen, so daß Stockhilfe erforderlich ist.

*Schmerzhafte Weichteilreaktionen* sind häufig, vor allem unter Belastung. Vermutlich sind dafür sowohl physikalische und chemische Reize durch Weichteilkontakt mit der Prothese als auch Mikrobewegungen zwischen Metall und Knochen verantwortlich.

*Prothesenlockerung oder -bruch* sind schwerwiegende Komplikationen, die jedoch seit Einzementierung mit Palacos seltener auftreten.

Die *Infektionsrate* beträgt ca. 15%. Dabei ist zu berücksichtigen, daß die Literaturangaben einen Zeitraum von ca. 20 Jahren umfassen.

Die *Gesamtkomplikationsrate* (Infektion, Bruch, Lockerung, Amputation, Gangunfähigkeit, hochgradiger Funktionsverlust) des massiven Defektersatzes an den langen Extremitätenknochen mit Metallimplantaten beträgt etwa 20—30%.

Eine äußerst kritische Einstellung zum massiven Defektersatz mit Metallimplantaten ist nach wie vor berechtigt.

## V. Poröse Metallimplantate

Fortschritte sind jedoch in naher Zukunft von der Entwicklung poröser Metallimplantate zu erwarten. Smith berichtete schon 1963 über eine keramische Metallverbindung Cerosium ($AL_2O_3 + SiO_2 + CaCO_3 + MgCO_3$), die bei 46% Porosität den gleichen Elastizitätsmodul ($3 \times 10^6 \psi$) und dieselbe Biegungsfestigkeit ($12\,000\,\psi$) wie Knochen besitzt und außerdem sehr gewebefreundlich und resistent gegenüber physikalischen und chemischen Einflüssen ist. Nach klinischem Teilersatz der Mandibula mit Cerosium-Implantaten wurde inniger Gewebekontakt beobachtet. Im Tierexperiment wird das Implantat mit lamellärem Knochen durchwachsen und fest verankert (Petersen, Miles, Salomons, Predecki und Stephen, 1969).

Hulbert u. Mitarb. (1970) verwendeten Calcium-Aluminat ($CaCO_3 + AL_2O_3$) mit 65% Porosität und ermittelten als günstigste Porengröße für das Einwachsen von Knochengewebe 100—200 $\mu$ entsprechend dem Durchmesser normaler Haverscher Systeme. Im Hundefemur waren die Implantate nach 4 Wochen vascularisiert und spätestens nach 22 Wochen vollkommen knöchern durchgebaut.

Die Beschichtung des Hüftprothesenschaftes mit porösem Calcium-Aluminat wäre technisch kein Problem und könnte die regelrechte knöcherne Verankerung der Prothese bewirken, so daß Knochenzement entbehrlich wäre.

Noch aussichtsreicher ist die poröse Verarbeitung des Monometalls Titan. Titanspäne, im Vakuum bei hohen Temperaturen bis auf 50% Porosität verschmolzen, ergeben einen mechanisch stabilen Metallkörper mit 170—300 $\mu$ Porendurchmesser (Galante, Rostocker, Lueck und Ray, 1971). Beim Kaninchen erfolgte die Vascularisierung schon innerhalb von 4 Tagen, ab 10. Tag begann die Knochenbildung, nach 6 Wochen

waren 71% der Metallimplantate knöchern durchgebaut, nach 12 Wochen
100%. Im Hundefemur erfolgte die Penetration mit Lamellenknochen
ab der 2. Woche, war nach 6 Wochen weit fortgeschritten und nach
12 Wochen in 72% der Präparate abgeschlossen. Die Reißfestigkeit der
Metall-Knochen-Verbindung auf Scherbeanspruchung betrug bereits
nach 2 Wochen durchschnittlich 200 kg/cm² und blieb dann konstant.
Aufgeschmolzen auf einen soliden Metallkern, wären gepreßte Titanspäne wegen der hervorragenden Korrosionsfestigkeit und Gewebe-
toleranz des Titans am besten geeignet, Metallprothesen knöchern zu
verankern. Für den prothetischen Ersatz größerer Schaftabschnitte
käme als weiterer günstiger Faktor die Inkorporation in die Weichteile
durch einwachsende Gefäße, Muskel- und Bindegewebe hinzu.

*Zusammenfassend* läßt sich der Knochendefektersatz mit Metallimplantaten folgendermaßen beurteilen:

1. Impermeable Metallkörper werden unter günstigsten Bedingungen
vom Organismus biologisch isoliert, durch Bildung einer fibrösen Kapsel,
die morphologisch der unspezifischen Entzündung entspricht.

2. Anhaltende physikalische und chemische Gewebsreize in der Umgebung von Metallimplantaten können alle Formen der abakteriellen
und bakteriellen Entzündung hervorrufen. Mechanische Unruhe, Fremd-
körperpartikel durch mechanischen Abrieb und Korrosionsprodukte
sind die häufigsten Ursachen des anhaltenden Gewebsreizes.

3. Die Korrosion „korrosionsfester" Metalle ist fast immer das Ergebnis einer abnormen biomechanischen Konstellation (Nicole, 1947).

4. Der kritische Punkt des prothetischen Ersatzes ist die Kraftübertragung vom Implantat auf den Knochen. Mikrobewegungen („fretting")
zwischen Metall und Knochen sind durch unterschiedlich elastische Verformbarkeit bedingt. Durch Einzementierung des Implantats mit Methyl-
methacrylat wird die Stabilität der Fixierung wesentlich verbessert.
Methylmethacrylat kann starken, anhaltenden Gewebsreiz verursachen,
wird abgebaut, phagocytiert und resorbiert. Sein Monomer ist hochgradig toxisch.

5. Die klinisch erfolgreichste Anwendung von Metallimplantaten zum
Knochendefektersatz ist die Totalprothese des Hüftgelenkes. Kniepro-
thesen mit Scharniergelenken haben in 20% unbefriedigende Ergebnisse.
Schaftprothesen sind besonders infektgefährdet, vor allem bei dünnem
Weichteilmantel. Die Infektrate beträgt 15%. Mangelnde Muskelführung
und starke Wechselbeanspruchung der Metall-Knochen-Verbindung
durch Scher- und Torsionskräfte sind die häufigsten Ursachen von
Komplikationen.

6. Poröse Metallimplantate (Porengröße 100—350 μ) werden im Tierexperiment knöchern durchgebaut. Die maximale Reißfestigkeit der
Metall-Knochen-Verbindung wird beim Hund schon nach 2 Wochen
erreicht, wenn der Lamellenknochen in die Poren einzuwachsen beginnt.
Poröse Metallimplantate werden nicht *isoliert*, sondern *inkorporiert*. Sie
könnten eine neue Entwicklung auf dem Gebiet des prothetischen
Defektersatzes einleiten.

# D. Defektheilung und Defektersatz mit Knochentransplantaten und -derivaten

## I. Spontane Defektüberbrückung

Die spontane knöcherne Überbrückung frischer Knochendefekte im Diaphysenbereich ist möglich, vorausgesetzt, daß osteogenetische Zellen in ausreichender Menge vorhanden sind. Das ist zunächst beim kindlichen Knochen im Wachstumsalter der Fall. Nach subperiostaler Resektion beliebig langer Diaphysenabschnitte reicht die osteogenetische Potenz des Periosts aus, den Schaftabschnitt vollkommen wieder aufzubauen (Bosworth *et al.*, 1966). Beim Erwachsenen ist das Periost dazu nicht mehr imstande. Bei frischen traumatischen Defekten besteht die Chance, daß vorhandene Knochentrümmer noch genügend osteogenetisches Zellmaterial enthalten. Deren Entfernung wäre daher ein schwerer Fehler: so berichtete L. Böhler (1941), daß in französischen Lazaretten des 1. Weltkriegs von 37 746 Oberschenkel-Schußbrüchen 28,9% Defekt-Pseudarthrosen entwickelten und amputiert werden mußten, weil bei der operativen Erstversorgung alle Knochensplitter sorgfältig ausgeräumt worden waren.

Osteogenetische Zellen stehen sonst nur am Rande des Defektes in den Fragmentenden zur Verfügung: periostal, endostal, in den Haversschen Kanälen und im Knochenmark (Ham und Harris, 1956). Die wichtigste Quelle ist das Endost: durch Milliporemembranen vom Periost und Markraum isolierte Corticalisdefekte werden rascher und vollkommener durch endostale Knochenneubildung aus den Haversschen Kanälen ersetzt als Defekte, bei denen nur periostale Knochenneubildung durch Abschirmung der übrigen Anteile stattfindet (Bassett *et al.*, 1961). Die ersten osteogenetischen Zellen, die in den Defekt eindringen, stammen immer aus den Haversschen Kanälen. Die Knochenneubildung folgt dann den einwachsenden Capillaren parallel der Längsachse.

Beim frischen Corticalisdefekt sind demnach die endostalen osteoblastischen Zellelemente aus Mark und Haversschen Kanälen hauptbeteiligt: gefäßreiches osteogenetisches Keimgewebe dringt in das Hämatom ein, das für die knöcherne Regeneration keinerlei Bedeutung hat (Ham und Harris, 1956; Urist und McLean, 1952). Aus der hyperämischen Muskulatur stammt gleichzeitig typisches Granulationsgewebe, das allerdings zahlreiche funktionell noch undifferenzierte Mesenchymzellen enthält. Die eindringenden osteogenetischen und Mesenchymzellen sind programmiert: unter optimalen Bedingungen — mechanischer Ruhe und ausreichender Gefäßversorgung — differenzieren sie sich zu Osteoblasten, sonst zu Chondroblasten etc. Trotzdem ist eine spätere Dedifferenzierung aus anderen Funktionsformen und Redifferenzierung in

2*

Osteoblasten noch möglich (Osteoblastäre Modulation), wenn sich die funktionellen Bedingungen ändern (Vitalli, 1966; Urist, 1960, 1968).

In den ersten 2 Wochen kommt die Knochenneubildung im Defekt gut voran. In der 3. Woche dominieren dagegen Fibroblasten, die Narbengewebe produzieren (Siffert und Barash, 1961; Vitalli, 1966). Dadurch wird die osteoblastäre Knochenneubildung zum Stillstand gebracht. Außerdem ist die osteogenetische Potenz erschöpft: Knochentransplantate zeigen die beste Einheilungstendenz im Defekt in der 1.—3. Woche nach dem Trauma, später kommt es häufiger zur fibrösen Einscheidung (Vitalli, 1966). Sobald endostaler Callus die Markhöhle versiegelt hat, ist eine spontane knöcherne Defektüberbrückung praktisch nicht mehr möglich (Weinmann und Sicher). Durch sekundäre Ossifikation eines entstandenen Brückencallus kann der Anschluß an die Gegenseite noch gelingen, wobei dann der bindegewebige oder knorpelige Callus zunächst durch Faserknochen ersetzt wird. Diese „Knochennarbe" ist aber funktionell minderwertig und muß über einen sehr langen Zeitraum in lamellären Knochen umgebaut werden.

Verschiedene Maßnahmen sind geeignet, die Osteogenese wieder in Gang zu bringen:

a) *Mechanische Stimulation des Endosts*, z.B. durch Wiedereröffnung der Markhöhlen. Dieses Prinzip lag schon älteren Methoden der Pseudarthrosenbehandlung zugrunde: Becksche Bohrung, Aufsplitterung der Fragmentenden nach Kirschner (Pitzen, 1941). Auch experimentell ließ sich der osteogenetische Effekt dieser Maßnahme nachweisen: durch Auskratzen oder Aufbohren der Markhöhle kommt es zur verstärkten endostalen und periostalen Knochenneubildung (Bassett *et al.*, 1961; Zucman *et al.*, 1968; Danckwardt-Lillieström, 1969). In vitro ist der direkte Einfluß mechanischer Kräfte auf die osteogenetische Zelle ebenfalls reproduzierbar (Bassett und Herrmann, 1961).

b) *Mechanische Stimulation des Periosts*, durch Decortication. Der günstige Einfluß der „Periost-Ablösung in der Osteoblastenschicht" auf die knöcherne Regeneration wurde schon von Lexer (1922) beschrieben. Er wies darauf hin, daß die ernährenden Weichteile dabei nicht vom Periost getrennt werden dürfen. Später wurde dieses Verfahren erneut von R. und J. Judet, Orlandini und Patel (1967) empfohlen. Bei der Décortication ostéo-musculaire muß die äußere Schicht der Corticalis zusammen mit dem Periost abgehoben werden, so daß zahlreiche, am Periostmantel gestielte kleine Autotransplantate entstehen.

c) Anregung der Osteogenese durch *Elektrostimulation*. Unter dem Einfluß mechanischer Kräfte wird im Knochen ein piezo-elektrisches Potential aufgebaut, das die osteoblastäre Aktivität der Zelle vermutlich direkt beeinflußt. Unter Kompression entstehen negative Potentiale mit vermehrter Knochenbildung am negativen Pol (Fulcada und Yasuda, 1957; Bassett und Becker, 1962). Implantierte Gleichstromelemente und induktiver Wechselstrom erzeugen regelmäßig endostale Knochenbildung. Bassett, Pawluk und Becker, 1964; Weigert, 1970). Auch das Längenwachstum läßt sich durch elektrische Stimulation beschleunigen, allerdings fehlt bislang noch die Möglichkeit, diesen Prozeß zu steuern (Wilson, 1970).

d) Ungeklärt ist die *Wirkungsweise von Ultraschallwellen*, die in einer Stärke von 0,4—1,0 W/cm³ im Tierexperiment am Kaninchen Knochendefekte innerhalb von 45—60 Tagen durch spontane Regeneration zur Ausheilung bringen, während die Kontrolltiere auch nach 90 Tagen keine Heilung erkennen ließen (Savenko und Pankov, 1969; Goldblat, 1969).

## II. Überbrückung mit Corticalistransplantaten

Während frische Knochendefekte bis 2 cm Länge auch im periostfreien Diaphysenabschnitt unter günstigen Bedingungen durch die Eigenleistung des osteogenetischen Gewebes überbrückt werden können, muß bei ausgedehnteren und vor allem bei älteren Defekten mit erloschener regenerativer Potenz osteogenetisch oder osteoinduktiv wirksame Knochensubstanz in den Defekt eingebracht werden, damit ein knöcherner Ersatz stattfinden kann.

An der unteren Extremität erfüllt in erster Linie ein kompakter Corticalisspan die lokalen biomechanischen Anforderungen. Die Voraussetzungen für eine glatte Einheilung sind dieselben wie für die Frakturheilung: Guter Kontakt mit vascularisierten Knochenflächen und Weichteilen, maximale Stabilität — so daß auch Mikrobewegungen ausgeschaltet sind — und völlige mechanische Ruhe im Sinne mechanischer Neutralität, d.h. frei von Spannungsspitzen.

*a) Der entscheidende Schritt ist die Vascularisierung*

Bei innigem Kontakt mit dem Wirtsknochen wachsen Capillaren aus den Haversschen Kanälen in die Kanäle des Transplantats ein, unabhängig davon, ob das Transplantat lebt (Kingma und Hampe, 1964). Die parallel zur Längsachse des Röhrenknochens verlaufenden Gefäße der inneren ²/₃ der Corticalis sind in jeder Hinsicht die wichtigsten: sowohl für die normale Blutversorgung der Corticalis (Trueta, 1963; Brooks und Harrison, 1957; Shim, Copp und Patterson, 1968) als auch für die Frakturheilung (Rhinelander und Baragry, 1962; Millner und Rhinelander, 1968). Ligiert man die Arteria nutritia am Femur des Kaninchens, fallen 71% der Blutversorgung im Bereich der Diaphyse aus (Shim, Copp und Patterson, 1968), der Knochen wird mit Ausnahme einer äußeren Lamelle nekrotisch. Die Entfernung des gesamten Periosts dagegen beeinträchtigt zwar die Gefäßfüllung im Angiogramm, aber nicht die Blutversorgung der Diaphyse (Silbermann, Sola, Cabrini, 1967). Trueta (1963) hat auf die zentrale Bedeutung des endostalen Gefäßsystems für die Osteogenese hingewiesen: Elektronenmikroskopisch ließ sich nachweisen (Trueta und Little, 1960), daß Endothelzellen — oder pluripotente Mesenchymzellen der Gefäßwand — sich zu Osteoblasten differenzieren, aber auch zu Stammzellen der Osteoklasten. Durch ständigen Kontakt zwischen Gefäßwandzellen und Osteocyten regulieren die Gefäße im Haversschen System Aufbau, Abbau und Umbau des Knochens, entscheidend beeinflußt von biomechanischen Faktoren.

Muskelaktionen, Strömungsdrucke in den Gefäßen und mechanische Kräfte, die direkt am Knochen angreifen, veranlassen den vasculären Aufbau und Abbau der Knochensubstanz zur funktionellen Anpassung an die veränderten biomechanischen Bedingungen (Geiser und Trueta, 1958).

Ein Corticalistransplantat, das in die Diaphyse eines Röhrenknochens stabil und „tischlermäßig" eingefügt wird, muß entsprechend seiner biomechanischen Situation in gleicher Weise vom Haversschen Gefäßsystem vascularisiert, abgebaut, auf- und umgebaut werden wie das Wirtsgewebe. In den zahlreichen Untersuchungen, die sich mit der Frage der Vascularisierung von Knochentransplantaten befaßt haben, wurde diese Versuchsanordnung aber nur sehr selten gewählt. Holmstrand (1957) implantiert zwar Corticaliscylinder in den Tibiaschaft, aber quer zur Längsachse. Die Resorption und Osteogenese begannen schon nach 14 Tagen in den vorgebildeten Haversschen Kanälen des Transplantates. Der gesamte Umbau war jedoch stark verzögert, weil eine völlige Umstrukturierung in Längsrichtung erfolgen mußte. Dieser Prozeß war nach 53 Wochen noch nicht abgeschlossen.

Kingma und Hampe (1964) fanden bei orthotopen Transplantaten in Corticalisfenstern der Beckenwand nach 3 Wochen Gefäßpenetration in den Haversschen Kanälen, obwohl auch hier kein ganz stabiler Kontakt zwischen Transplantat und Wirtsknochen bestand. Stringa (1957) implantierte orthotope Corticalisfragmente in die Femurmarkhöhle. Innerhalb von 7 Tagen drangen Gefäße in vorgebildete Kanäle ein. Einige Transplantate waren nach 21 Tagen vollkommen vascularisiert. Die Vascularisierung war verzögert, wenn der Zugang zu den Haversschen Kanälen durch ungünstige Position des Transplantats oder andere Hindernisse verstellt war.

Petrokov (1962) transplantierte tiefgekühlt-konservierte homologe Corticaliscylinder in Ulnadefekte bei Hunden und fixierte sie stabil unter Druck mit einer Federspirale. Nach 59 Tagen war die Kontaktfläche zwischen Ulnadiaphyse und Transplantatcylinder knöchern verheilt, über einen senkrecht zur Schaftachse verlaufenden Callus im Kontaktspalt wurde das Transplantat durch Haversschen Umbau regeneriert. Das instabile Vergleichstransplantat der Gegenseite war dagegen nicht eingeheilt, sondern lag in einer bindegewebigen Kapsel mit deutlichen Zeichen der Resorption. Petrokov machte keine Angaben zur Vascularisierung des stabil-geheilten Transplantates. Nachdem jedoch die Transplantatheilung primär, d.h. direkt durch Bildung von lamellärem Knochen erfolgte, besteht kein Zweifel, daß die Gefäße wie bei der primären Frakturheilung vorwiegend aus dem Haversschen System stammten. Diese Vorgänge sind eingehend untersucht und beschrieben (Schenk und Willenegger, 1964; Schenk, 1967) (Abb. 2).

*b) Transplantaternährung und Überleben von Zellelementen*

Resorption und Regeneration massiver, periostloser Corticalistransplantate hängen davon ab, wie schnell das Transplantat vascularisiert

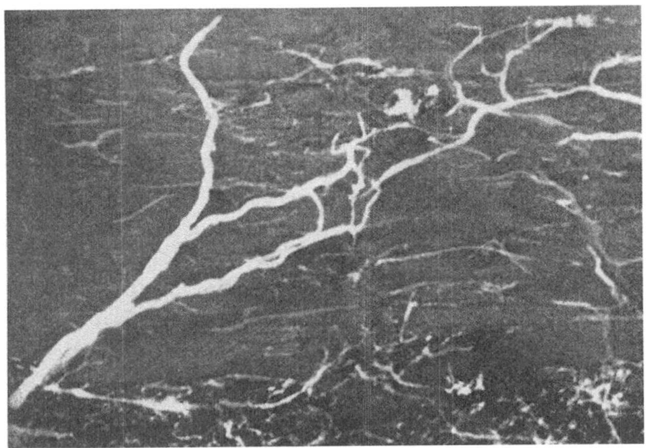

Abb. 2. Revascularisierung und Gefäßverlauf bei primärer Knochenheilung 60 Tage
nach Osteotomie und Druckplattenosteosynthese. Endostale Gefäße und Capillaren
im Haversschen System kreuzen ohne Unterbrechung den haarfeinen Frakturspalt.
[Aus Millner u. Rhinelander: Compression fixation and primary bone healing.
Surg. Forum **19** (1968)]

wird. Darin besteht die zentrale Bedeutung der Vascularisierung, nicht
in der Ernährung des verpflanzten Knochens. Osteoblastisches Gewebe
überlebt nur dort, wo es direkt an der Oberfläche liegend von Gewebsflüssigkeit und Sauerstoff erreicht wird. Jede Vascularisierung käme zu
spät, da die idealen Verhältnisse embryonaler Transplantationen mit
Gefäßversorgung innerhalb von 5 Std (Hancox, 1947) nicht verallge-
meinert werden können. Außerdem wies Puranen (1966) nach, daß die
osteogenetische Potenz frisch entnommener autologer Spongiosa schon
nach 3 Std Aufbewahrung in physiologischer Kochsalzlösung und nach
1 Std an der Luft zerstört war. Osteocyten sind dagegen wesentlich
weniger empfindlich und überleben längere Zeit, mindestens 2 Wochen.
Währenddessen werden sie vom umliegenden Gewebe über ihre canaliculi
durch sog. plasmatische Zirkulation ernährt, zumindest in einer äußeren
Zone der Corticalis von etwa 0,3 mm Dicke (Heslop, Zeiss, Nisbet, 1960).
Allerdings ist es schwierig, lichtmikroskopisch mit Sicherheit inaktive
von sterbenden Osteocyten zu unterscheiden. Elektronenmikroskopische
Untersuchungen haben gezeigt, daß Form und Aussehen der Osteocyten
je nach Funktionszustand sehr wechseln können (Vitalli, 1970). Daher
muß wohl die Mitteilung von Heslop, Zeiss und Nisbet, daß die Osteocyten in der äußeren Zone eines tubulären Corticalis-Transplantates
250 Tage überlebten, skeptisch beurteilt werden.
    Nishimura, Yaeger und Sabet (1962) fanden bei der gleichen Ver-
suchsanordnung lebende Osteocyten nur bis zu 60 Tagen in 51% der
Lacunen mit intakten Zellkernen. Die Mehrzahl der überlebenden Zellen
lagen außerdem in Corticalismitte (70—80 µ), nicht subperiostal oder

-endostal. Sie stellten daher selbst die Frage, ob nicht die geschützte Lage der Osteocyten auch devitalisierte Zellformen vor der Lyse bewahrt. Diese unterschiedlichen Beobachtungen und Interpretationen zeigen nur die Grenzen der lichtmikroskopischen Untersuchung. Zuverlässiger sind die Ergebnisse mit radioaktiver Zellmarkierung: In subcutan verpflanzten Knochentransplantaten ist $P^{32}$, das dem Wirt injiziert wurde, erst nach 15 Tagen nachweisbar. Dieser Zeitraum, der zur Vascularisierung des Transplantates benötigt wird, kann offensichtlich von der Mehrzahl der Osteocyten lebend überstanden werden (Kiehn, Gutentag, Glover, 1954). Ray und Sabet (1963) markierten abwechselnd den Wirt und das Transplantat mit $H^3$-Thymidin und fanden ebenfalls nach einer Zeitspanne von 14 Tagen, die zur Vascularisierung benötigt wurde, sowie nach 30 Tagen überwiegend lebende Zellen mit inzwischen lebhafter Knochenneubildung. In Milliporediffusionskammern überlebten $P^{32}$-markierte Osteocyten sogar 120 Tage (Kiehn und Gutentag, 1957).

Erwiesen ist außerdem, daß Osteocyten nicht nur einfach existieren, sondern auf ein entsprechendes Signal osteolytische, osteoclastische oder osteoblastische Funktionen übernehmen können (Vitalli, 1970). Das ist für eine Reihe von Störungen im Mineralstoffwechsel bekannt und spielt sicherlich auch bei Knochentransplantaten eine Rolle (Schweiberer, 1970).

*c) Osteogenese*

Die Unterscheidung einer ersten und zweiten osteogenetischen Phase, die W. Axhausen (1953, 1962, 1967) vornahm, besitzt unveränderte Gültigkeit und ist durch alle späteren Untersuchungen immer wieder bestätigt worden. Überlebende osteogenetische Zellen produzieren schon nach 4—5 Tagen neue Knochen. Diese Zellen werden durch die absterbende Hartsubstanz stimuliert, so daß selbst bei fehlendem Periost reichlich osteogenetisches Material im gesamten Weichgewebe des Transplantats zur Verfügung steht. Möglich, daß dabei auch eine „Umfunktionierung" oberflächennaher Osteocyten in Osteoblasten eine Rolle spielt. Periostgedeckter Knochen zeigt die lebhafteste Knochenneubildung, allerdings vorausgesetzt, daß das Periost rasch vascularisiert wird.

Frisch-homologe Transplantate haben ebenfalls eine erste osteogenetische Phase, die aber bis zum 20. Tag der Immunreaktion zum Opfer fällt (Chalmers, 1959). Die Antigene sind zellgebunden: solange lebende Osteocyten vorhanden sind und im Verlauf des Transplantatumbaus freigesetzt werden, hält die Immunreaktion an, zumal immunkompetente Lymphocyten die canaliculi nicht passieren können. Massive Rundzellinfiltrate, die alten und neuen Knochen abbauen, kennzeichnen den Beginn etwa ab 8. Tag (Chalmers, 1959). Bis zum 20. Tag sind die neugebildeten Gefäße zerstört, bzw. thrombosiert, mit hyalin-verdickter Wand (Zeiss, Nisbet und Heslop, 1960). Der neugebildete Knochen wird vom Granulationsgewebe abgeräumt, die osteoclastische Resorption aber gehemmt. Das Transplantat stirbt ab. Die Osteocyten verschwinden langsamer, nach 35 Tagen ist erst die Hälfte der Lacunen leer (Heslop, Zeiss und Nisbet, 1960). Diese Reaktionsform entspricht einer „delayed type hypersensitivity" zu der u.a. auch die Tuberculinreaktion gehört (Waksman). Zirkulierende Antikörper sind nicht nachweisbar, sie sind an lymphoide Zellelemente gebunden (Burwell, 1961). Daher gelingt die passive Übertragung von Antikörpern nicht mit dem Serum, sondern nur mit lebenden, sensibilisierten Lymphocyten. Das zellgebundene T-Antigen ist thermolabil. Ein schwaches H-Antigen, das Knochen und Haut gemeinsam haben, spielt für die Immunreaktion keine Rolle (Burwell, 1968). Versuche, die Immunreaktion zu unterbinden, hatten unterschiedlichen Erfolg: Durch Vorbehandlung mit Antigenextrakten ließ sich „Transplantationstoleranz" erzeugen, so daß ein in seiner Antigenität allerdings ebenfalls abgeschwächtes Transplantat ohne stärkere Immunreaktion einheilte (Bonfiglio, Jeter und Smith, 1955). Tolerante Ratten, die direkt nach der Geburt mit Milzzellen vom Spender behandelt worden waren, zeigten beschleunigte Transplantateinheilung, ohne Unterbrechung der Vascularisierung (Nisbet, Heslop und Zeiss, 1960). Unter Immunsuppression mit Azathioprine (5 mg/kg) fanden Lance und Fisher (1970) beim Kaninchen rasche Vascularisierung und glatte Einheilung orthotoper Patellatransplantate. Hutzschenreuter (1970) konnte bei Schafen und Ratten beschleunigte Einheilung und Regeneration homologer Corticaliscylinder im periostfreien Diaphysendefekt nachweisen, wenn vorher die Empfänger mit Lymphknotenextrakten der sensibilisierten Spender behandelt worden waren.

Sobald die Immunreaktion abgeklungen ist, kommt es frühestens nach 4—6 Wochen oder erst nach Monaten zur zweiten, späten osteogenetischen Phase mit erneuter Vascularisierung, osteoklastischer Resorption und Regeneration. Die Osteogenese erfolgt jetzt ebenso wie bei konservierten Transplantaten und — zusätzlich — auch bei autologen Transplantaten durch *Induktion*. Urist *et al.* (1967, 1970) haben den Mechanismus der Induktion eingehend untersucht: Das induktive Prinzip ist in der säureunlöslichen Proteinfraktion der extracellulären Grundsubstanz enthalten und scheint in enger Beziehung zu den Aminogruppen der Lysine und Hydrolysine zu stehen, die an der Vernetzung der Collagenmoleküle beteiligt sind. Es wird durch collagenolytische Aktivität hypertrophierter, teils mehrkerniger Mesenchymzellen und Makrophagen mobilisiert. Perivasculäre Mesenchymzellen, die Progenitorzellen, reagieren während einer kurzen Phase unmittelbar nach Zellteilung, in der die Enzymsynthese erfolgt, mit den Makrophagen (Abb. 3). Die übermittelten Signale werden vom Cytoplasma an die Gene weitergegeben, die das weitere Arbeitsprogramm der Zellorganellen bestimmen. Die somit induzierte Zelle differenziert sich nach Auftrag zu Osteoblasten oder Osteoclasten.

Durch Zellkernmarkierung läßt sich nachweisen, daß für die Übermittlung des induktiven Signals bis zum Erscheinen des Osteoblasten ca. 3 Tage benötigt werden. Die Knochenbildung setzt bald darauf ein und erreicht ihr Maximum in der 2.—3. Woche. Die Gesamtmenge neu-

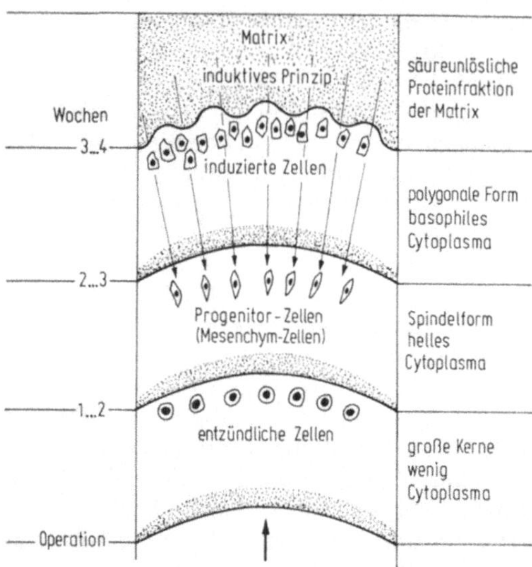



Abb. 3. Induktive Osteogenese (nach M. K. Urist). Das induktive Prinzip wird durch kollagenolytische Aktivität hypertrophierter teils mehrkerniger Mesenchymzellen und Makrophagen aus der säureunlöslichen Proteinfraktion der Grundsubstanz mobilisiert. Perivasculäre Mesenchymzellen reagieren unmittelbar nach Zellteilung mit den Makrophagen und werden durch Signalübermittlung an ihre Zellorganellen „induziert"

gebildeten Knochens ist der Menge angebotener Knochensubstanz proportional, nicht aber der Oberfläche des Transplantats. Diaphysencylinder produzieren dementsprechend die 4fache Gewichtsmenge Knochen, verglichen mit Metaphysencylindern gleicher Größe. Im Weichteillager ist der knöcherne Ersatz jedoch von der Leistungsfähigkeit des umgebenden Gewebes abhängig: Beim Kaninchen werden je 7 cm³ Muskelmasse maximal 300 mg Transplantat (Aschegewicht) durch neugebildeten Knochen ersetzt (Urist, 1970).

Einflüsse, die das induktive Prinzip zerstören, sind ebenfalls untersucht worden: 3faches Einfrieren auf —30° und Wiederauftauen auf +28°, Erhitzen über 50°, $^{65}$Kobalt-Bestrahlung und Kathodenstrahlen sowie Antimetabolite (Actimycin D) zerstören das induktive Prinzip. Ebenso wirken alle Macerationsverfahren. Heterologe Knochenmatrix versagt in jeder Form, ob frisch oder lyophilisiert. Übliche Konservierungsverfahren, welche die Knochengrundsubstanz chemisch und physikalisch nicht verändern, also Tiefkühlung, Lyophilisierung und chemische Konservierungsverfahren wie Merthiolate oder Cialit, beeinträchtigen die induktive Potenz nicht. Milliporekammern sind besonders gut geeignet, das Verhalten von Knochentransplantaten zu prüfen: In An-

wesenheit von Mesenchymzellen ist die induktive Potenz lyophilisierter
und entkalkter Transplantate mit der autologen und homologen Knochens vergleichbar (Urist, Goldhaber).

*d) Einheilung, Regeneration und Adaptation*

In einem Knochendefekt der Extremitäten gelten für jedes knöcherne
Transplantat biomechanische Gesetzmäßigkeiten, die über das Schicksal
des Transplantates weit mehr entscheiden als andere Faktoren. Die
morphologischen Vorgänge, die der Einheilung zugrunde liegen, lassen
jeweils klar den Zusammenhang mit der biomechanischen Situation
erkennen. Stringa (1967) bezeichnet die Einheilung als „Transplantat-
entwicklung", die er in 3 Abschnitte unterteilt:
1. Invasion und Vascularisierung des Transplantats.
2. Osteogene Regeneration.
3. Funktionelle Adaptation.
Fehlentwicklungen sind außerdem:
4. Resorption des Transplantates.
5. Ausschaltung des Transplantates.
1. Die Erschließung und Vascularisierung des Transplantates ist
davon abhängig, daß ein fester und dauerhafter Kontakt mit gut durchbluteten Fragmentenden besteht. Die „Montage" sollte äußerst sorgfältig durchgeführt werden, wobei darauf zu achten ist, daß die Achse
des Transplantates mit der Schaftachse der Extremität möglichst genau
übereinstimmt. Außer der Stabilität ist die gleichmäßige Beanspruchung
des Transplantates vom ersten Tag an wesentlich für den gesamten
Heilverlauf.
Der typische „Lexer-Prügel" lag jeweils außerhalb der Schaftachse
und war seitlich mit zwei Cerclagen an den Fragmentenden fixiert.
Obwohl der periostbedeckte Knochenspan recht kräftig war, kam es
überraschend häufig zu Komplikationen, die in erster Linie auf die
unbefriedigende Mechanik dieser Konstruktion zurückzuführen war
(Abb. 4).
Wichtig sind schließlich guter Weichteilkontakt des Transplantats
und frühzeitiger Beginn mit aktivem Muskeltraining, nicht nur als
„Muskelpumpe" zur Förderung der Zirkulation, sondern zur gleich-
mäßigen funktionellen Beanspruchung des transplantierten Knochens.
Es ist erwiesen, daß piezoelektrische Potentiale nicht an die lebende
Zelle gebunden sind, sondern auch am toten und konservierten Knochen
bei mechanischer Beanspruchung auftreten (Bassett und Becker). Für
eine gleichmäßige Vascularisierung und Resorption sind sie von Bedeutung. Die eindringenden Gefäße folgen den vorgebildeten Haversschen
Kanälen. Zonen verstärkter Resorption richten sich ausschließlich nach
der mechanischen Beanspruchung des Transplantats. Bei ausreichender
Stabilität und genügender funktioneller Beanspruchung verläuft der
Umbau rasch und gleichmäßig von proximal nach distal bzw. von einer
subcorticalen peripheren Randzone in Richtung Transplantatmitte. Bei

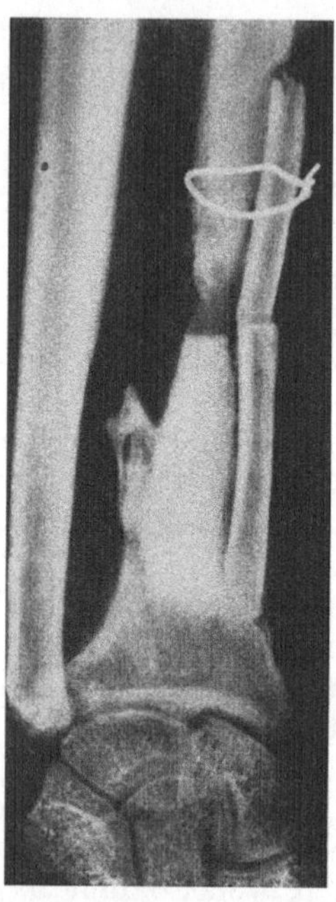

Abb. 4. Radiuspseudarthrose. Anlagerung eines periostgedeckten Rippenspans. 6 Wochen später Spontanfraktur des Transplantats, das nicht auf Druck, sondern auf Zug und Rotation beansprucht wurde. [Aus Lexer, E.: Über die Entstehung von Pseudarthrosen nach Frakturen und Knochentransplantationen. Langenbecks Arch. klin. Chir. **119** (1922)]

ungleichmäßiger Beanspruchung infolge ungünstiger Position des Transplantates konzentriert sich dagegen die Resorption auf Stellen, die stärkeren Biege- oder Scherkräften ausgesetzt sind, so daß die Spontanfraktur schon beinahe vorausgesagt werden kann. Die ganze Dauer dieser resorptiven Phase beträgt nach Stringa beim Menschen 6 bis 11 Monate, je nach Spanmaterial und Beanspruchung. Ungünstig ist jede zu langdauernde Entlastung des Transplantats.

2. Die Regeneration überschneidet sich z.T. noch mit der Resorption. In der Regenerationsphase, die interstitiell und appositionell verläuft, ist entscheidend, daß jetzt zunächst einmal nur die resorbierten Osteone durch neue ersetzt werden, noch ohne jede Strukturänderung. Der neugebildete Knochen unterscheidet sich deutlich vom noch vorhandenen, dessen Struktur wesentlich dichter ist. Die neugebildeten Osteone werden langsam mineralisiert, sie erreichen nach 1 Jahr erst 75% und nach ca. 2 Jahren 90%.

3. Nach Abschluß der Regeneration folgt die Phase der funktionellen Anpassung. Während dieser Zeit, etwa vom 16.—22. Monat post op., wird die Umstrukturierung vorgenommen. In dieser Phase droht be-

sondere Gefahr, da der Patient jetzt die Gliedmaße schon voll in Gebrauch hat. Wurde z. B. die Fibula als Tibiaersatz benutzt und in den spongiösen Tibiakopf eingeschlagen, so kann die feste Verankerung jetzt in sehr kurzer Zeit wieder abgebaut werden, weil die strukturelle Charakteristik der Spongiosa mit der dauernden Anwesenheit eines kompakten Knochens nicht zu vereinbaren ist. Dasselbe gilt z. B. für die Markhöhle, wo ein Transplantat längstens bis zum Beginn der funktionellen Anpassungsphase geduldet wird. Knochenabbau und -anbau werden jetzt exakt so angeglichen, wie es die biomechanische Situation des Transplantats verlangt. Dies ist auch der Zeitpunkt, zu dem Osteosynthesematerial entfernt werden muß, um keine Spongiosierung plattentragender Knochenabschnitte („stress protection") unnötig in Gang zu bringen.

Dieser sehr protrahierte Verlauf kann zeitlich abgekürzt werden. Entscheidend ist dafür die Wahl des Transplantats und der angemessenen „Montage". Für einen Defekt der unteren Extremität, der mit Spongiosa nicht zu überbrücken ist, stehen als autologe Transplantate nur Fibula- und Tibiaspan zu Verfügung. Auch durch Zuhilfenahme von Osteosynthesematerial ist kein belastungsstabiler Ersatz zu schaffen. Ein konservierter homologer Knochen kann jedoch in jeder beliebigen Größe beschafft werden. Der kurze Vorsprung, den das autologe Transplantat aufgrund überlebender Zellen und Periostregeneration hat, wird über die Zeit der Heilung vom konservierten Transplantat rasch eingeholt. Dagegen überwiegen die Vorteile der besseren biomechanischen Konstruktion.

Pappas und Beisaw (1968) setzten periostfreie Defekte an der Rattentibia und überbrückten diese vergleichsweise mit autologen, homologen, tiefgekühlt konservierten und homolog-lyophilisierten Schaftsegmenten. Nach 7—60 Tagen wurde die Zugfestigkeit der mit intramedullärem Kirschner-Draht stabilisierten Tibia gemessen. Die höchsten Werte erzielte der autologe Knochen, dann folgten in dichtem Abstand tiefgekühlter und lyophilisierter homologer Knochen. Die Unterschiede zwischen autologen und konserviert homologen Transplantaten waren in keiner Hinsicht signifikant (Abb. 5). Das frisch-homologe Transplantat rief außerdem eine deutliche Immunreaktion hervor, die im Laufe der 3. Woche auftrat und die Einheilung bis zum Schluß behinderte.

Böttger (1966) ersetzte bei Hunden Femurschaftabschnitte durch homologe Knochentransplantate, die mit dem Macerationsverfahren Maatz-Bauermeister präpariert worden waren. Die Fixierung der Knochenzylinder im Defekt erfolgte mit Marknägeln. Im Röntgenbild waren nach 8 Monaten alle Transplantate, bis zu 4 cm lang, knöchern eingeheilt.

Palmer (1959) überbrückte den Oberarmdefekt eines Patienten mit einem tiefgefrorenen homologen Transplantatzylinder und fixierte ihn mit einem Marknagel. Nach 12 Wochen war das Transplantat fest eingeheilt und die volle Funktion des Armes wieder hergestellt.

Die angeführten Fälle demonstrieren, daß die Einheilung großer Corticalistransplantate ein in erster Linie mechanisches Problem ist.

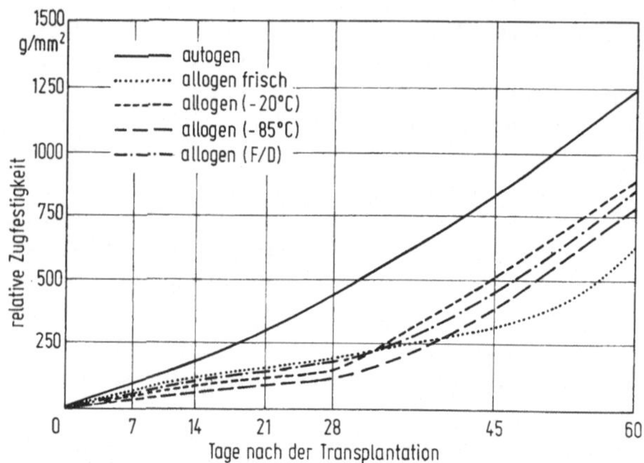


Abb. 5. Zugfestigkeit der Rattentibia nach Defektüberbrückung mit verschiedenen Transplantaten. [Aus Pappas u. Beisaw: Bone transplantation: Correlation of physical and histological aspects of graft incorporation. Clin. Orthop. **61** (1968)]

Wird das tote, konservierte Transplantat in biomechanisch vernünftiger Position mit den Mitteln der stabilen Osteosynthese fixiert, erfüllt es die Aufgabe der Defektüberbrückung zweifellos besser als ein biologisch wertvolles autologes Transplantat, das als dünner Span in eine biomechanisch mangelhafte Position gebracht und dort mit ebenso mangelhaften Fixationsmethoden am Platz gehalten werden soll. Bezeichnend hierfür ist die Versuchsanordnung von Vainio (1957), der beim Kaninchen einen ca. 4 cm langen Defekt der Ulna mit einem halbierten Ulnaspan überbrückte, indem er den Span beiderseits mit einer Drahtschlinge an den Fragmentenden fixierte. Bei 5 von 8 abgebildeten Extremitäten hat sich der Span gelöst, in 2 Fällen ist sogar der Radius gebrochen. Daraus zieht Vainio den Schluß, daß der tiefgekühlte Corticalisspan völlig ungeeignet sei. Es besteht kein Zweifel, daß bei primär instabiler Konstruktion eine erfolgreiche Defektüberbrückung mit konserviertem Knochen ein reiner Glücksfall ist.

### III. Überbrückung mit Spongiosatransplantaten

Matti (1936) hatte schon 1929 auf der Jahresversammlung der schweizerischen Gesellschaft für Chirurgie ein „Verfahren der Spongiosa-Einpflanzung" vorgetragen (Pitzen, 1941). Sein Verfahren fand viele Interessenten und Nachahmer, zumal sich König sehr dafür einsetzte. Aber in einer Zeit, die noch sehr unter dem Einfluß Albees und Lexers stand, sahen die „Matti-Bröckel" neben dem „Lexer-Prügel" etwas armselig aus und wurden nicht sehr ernst genommen. Dazu trug auch die Empfehlung Henschens bei, zur Zerkleinerung eine aseptische Kaffeemühle zu verwenden, oder der Begriff: „Knochenmarmelade". Inzwischen wissen wir, das sich die Matti-Bröckel durchgesetzt haben. Im Gegensatz zur damaligen Zeit sind wir heute nicht mehr gezwungen, zur mechanischen Stabilisierung von Pseudarthrosen knöchernes Osteosynthesematerial zu verwenden, während gleichzeitig Spongiosa als osteogenetisch höchstwertiges Knochentransplantat erkannt wurde (Ham und Gordon, 1952; Siffert, 1955, u.v.a.).

In der vorderen Augenkammer der Ratte wird Spongiosa innerhalb von 4 Tagen vascularisiert — während Corticalis 14 Tage benötigt — und zeigt nach 4 Tagen bereits lebhafte Knochenneubildung (Deleu und Trueta, 1965). Daraus läßt sich der Schluß ziehen, daß die Mehrzahl der osteogenetischen Zellen überleben, wenn nicht sogar das ganze Fragment, wobei Deleu und Trueta annehmen, daß die rasche Vascularisierung durch End-zu-End-Anastomosen zustande kommt. Schramm (1970) füllte Knochendefekte beim Hund mit autologer Spongiosa und konnte mittels Tetracyclin-Markierung nachweisen, daß ein großer Teil der Transplantatzellen überlebt, da die vom 2.—4. Tag tetracyclin-markierten Spongiosabälkchen bereits wieder mineralisierten Knochen deponiert hatten. Offensichtlich überleben vor allem die osteogenetischen Zellen auf den Oberflächen der Markräume. Die offene trabeculäre Struktur der Spongiosa ermöglicht rasche Diffusion und schnellen Gefäßanschluß. Mowlem (1944) hat Spongiosa schon in der heute bevorzugten Form kleiner Blöcke zum Defektersatz am Gesichtsschädel verwendet. Dick (1946) empfahl Spongiosaspäne zur Arthrodese und zur Ausfüllung von Knochendefekten. Lexer (1924) füllte Knochenhöhlen nach Ausräumung jugendlicher Cysten mit Spongiosa.

Nach erfolgreicher Verwendung autologer Spongiosa zur Pseudarthrosenbehandlung und zum Defektersatz im Epiphysen- und Metaphysenbereich der Extremitäten wird heute die Indikation auch auf große Diaphysendefekte ausgedehnt, vor allem bei zusätzlichem Infekt (Coleman et al., 1946; Burri, Hell, Rüedi und Allgöwer, 1970; Immenkamp und Schramm, 1970). Gerade hier ist der schnelle Gefäßanschluß entscheidend. Außerdem kommt es dank der großen Oberfläche der Trabekel-Architektur zur raschen Verschmelzung mit dem Lagergewebe, so daß keine infizierten Resthöhlen persistieren.

Zur Defektfüllung ist Spongiosa in kleinen Blöcken besser geeignet als in Form von Spänen oder Streifen. Nach Siffert (1955) fördern die großen Schnittflächen dünner Späne und Streifen eine fibroblastische Reaktion bei der Einheilung. Die Geometrie des Würfels ergibt außerdem ein günstigeres Verhältnis zwischen innerer und äußerer Oberfläche des Transplantats, so daß die Leistung der eindringenden Gefäße pro Fläche größer ist (Siffert, 1955).

Auch für Spongiosatransplantate gelten die gleichen biomechanischen Bedingungen:

Fester Kontakt mit den Fragmentenden in der Schaftachse, enger Weichteilkontakt und stabile Osteosynthese sichern den Erfolg (Nicoll, 1956). Corticospongiöse Blöcke zur Überbrückung ausgedehnterer Defekte zeigen beschleunigte Einheilung, wenn sie mit entsprechendem

Osteosynthesematerial — Kompressionsplatten oder äußeren Spannern — unter axialen Druck gesetzt werden (Debrunner, Cech, 1970). Obwohl die unmittelbare Vascularisierung der Spongiosablöcke aus den umgebenden Weichteilen erfolgt, orientiert sich der Gefäßverlauf später in Längsrichtung und gewinnt Anschluß an die Haversschen Kanäle der Fragmentenden. Daher ist es unerläßlich, sklerotische Knochen zu entfernen und die Fragmentenden anzufrischen. Dieser endostale osteogenetische Reiz, der durch die Eröffnung der Markräume und Haversschen Kanäle gesetzt wird, kann vorteilhaft mit einer periostalen Stimulation durch Decortication der Fragmentenden kombiniert werden. Die funktionelle Adaptation der spongiösen Blöcke erfolgt beschleunigt, da die 3dimensionale Orientierung der Spongiosatrabekel die biomechanisch richtungsgebundene Strukturänderung erleichtert.

Defekte der oberen Extremität — am häufigsten sind Humerus und Radius betroffen — lassen sich durch Kombination von Spongiosa und Osteosynthese zuverlässig zur Ausheilung bringen (Nicoll, 1956; Boyd und Lipinski, 1962). Die Bedeutung biomechanischer Faktoren wird an der oberen Extremität besonders deutlich: da hier starke Biege- und Rotationskräfte immer eine Rolle spielen, waren die früher angewandten Methoden zur Therapie der Defektpseudarthrosen ungeeignet und hatten schlechte Ergebnisse. Seitdem Spongiosaplastik und geeignetes Osteosynthesematerial verwendet wird, das die genannten biomechanischen Faktoren berücksichtigt, ist in der Mehrzahl der Fälle mit einem sicheren Heilerfolg zu rechnen (Schramm, 1967).

Spongiosatransplantate in Defekten der gewichtstragenden Diaphysenabschnitte an der unteren Extremität müssen lange entlastet werden. Änderungen der Porosität haben bei spongiösen Strukturen auch erhebliche Veränderungen der Druckfestigkeit zur Folge (Galante, Rostoker und Ray, 1970). Die „scheinbare Dichte", d.i. der Quotient aus Totalgewicht und Totalvolumen, einschließlich aller Gefäßlumina, verändert sich mit der Porosität. Bei einer normalen Spongiosa-Porosität von 85% ist schon eine geringe Zunahme mit erheblichem Verlust an Kompressionsfestigkeit verbunden. Diese schwankt außerdem erheblich, abhängig von der Trabekelrichtung. Während der Vascularisation und Regeneration ist also immer mit einer erheblichen Abnahme der Kompressionsfestigkeit zu rechnen. Erst im Verlauf des weiteren Umbaus und durch Umstrukturierung während der Adaptationsphase kommt es zu erneutem Anstieg.

### IV. Bedeutung verschiedener Konservierungsverfahren

Die Erhaltung der organischen und anorganischen Substanz ohne Veränderung ihrer chemischen und physikalischen Eigenschaften ist die wichtigste Forderung, die an ein Konservierungsverfahren zu stellen ist (Bürkle de la Camp, 1954). Für klinische Zwecke haben sich die Kältekonservierung (Tiefkühlung und Lyophilisierung) und die Aufbewahrung in steriler Flüssigkeit (Cialit) bewährt (Bürkle de la Camp, 1953, 1954;

J. Böhler, 1952; Ehalt, 1955; Betzel, 1956; Güntz, 1954, 1964; Hauberg
u. Bruckschen, 1960). Zahlreiche andere Verfahren — Citratblut, Tyrode-
oder Ringer-Lösung, Merthiolat, Paraffin und Palavit — haben praktisch keine Bedeutung mehr. Vor allem die Kältekonservierung fand
weiteste Anwendung, seit Bush und Garber (1948) den Begriff der
„bone bank" prägten. Die zentrale Versorgung mit Knochentransplantaten ist jedoch problematisch, da Infektionskontrolle und Überwachung
der klinischen Verläufe in der Hand dessen liegen müssen, der Spanmaterial entnimmt und konserviert (Roth, 1952; Bürkle de la Camp,
1954). Das Ergebnis der ersten großen Zusammenstellung klinischer
Resultate mit kältekonserviertem Knochen — 1951 von der American
Academy of Orthopedic Surgeons als Fragebogenaktion durchgeführt —
zeigte außerdem, daß die Resultate ganz entscheidend von Indikationsstellung, Operationsmethode, Operationstechnik und Nachbehandlung
abhängen, also kaum vergleichbar sind und auf der Basis klinischer und
röntgenologischer Befunde wenig über die Einheilung des transplantierten Knochens aussagen. Bei 3104 Transplantationen lag daher die
„Erfolgsquote" etwa zwischen 70 und 80%, je nach Interpretation der
Ergebnisse (Frantz, Reynolds, Lipscomb, 1953).

Große Serien klinischer Knochentransplantationen, die im Verlauf
der letzten 20 Jahre von einzelnen Kliniken mit eigener „Knochenbank"
durchgeführt wurden, haben inzwischen die Überlegenheit der Tiefkühl-
konservierung bei Temperaturen unter −25° bewiesen. Erfolgreiche Einheilung tiefkühlkonservierter homologer Corticalis- und Spongiosatransplantate läßt sich in 86—92% der Fälle erzielen (Roth, 1952;
Bürkle de la Camp, 1954; Ehalt, 1968 und Krupko, 1968).

Die klinischen Ergebnisse mit lyophilisierten Transplantaten sind
etwas ungünstiger (Boyd, 1961; Krupko, 1968), bedingt durch geringere
mechanische Stabilität des auch nach Rehydrierung etwas spröden
Materials und schnellere Resorption.

Es ist interessant, daß gerade aufgrund tierexperimenteller Untersuchungen lyophilisierte Transplantate höherwertig und autologem
Material gleichrangig eingestuft wurden, sogar bei der Überbrückung
von Diaphysendefekten. Turner, Bassett, Pate und Sawyer (1955) implantierten Corticalisstücke in die Radiusdiaphyse bei Hunden und beschrieben rasche Vascularisierung und Resorption der Transplantate, die
schon nach 35 Tagen zu 25% „eliminiert" waren. Das histologische Bild-
material zeigt starke Resorption des Transplantates mit folgendem Ersatz durch weitmaschigen Callus, aber keine osteogene Regeneration des
Transplantates, d.h. keinen orthotopen Ersatz der Osteone. Zweifellos
ist die Resorption Vorbedingung für die Regeneration, vorausgesetzt,
daß der strukturelle Aufbau des Lamellenknochens zunächst erhalten
bleibt. Erst in der 3. Phase der funktionellen Adaptation (Stringa, 1967)
kann der strukturelle Aufbau den biomechanischen Bedingungen an-
gepaßt werden. Resorption und Ersatz durch Callus ist zwar tierexperimentell fast immer zu erzielen, beim erwachsenen Menschen wird aber
die Resorption im ersatzschwachen Lager schneller sein als die Callus-

bildung. Lyophilisierte Spongiosazylinder, in Ulnadefekte bei Hunden implantiert, werden von Heiple, Chase und Herndon (1963) mit der gleichen Zahl von Pluspunkten belegt wie autologe Transplantate, wobei Brückencallus besonders hoch bewertet wurde. Aber auch bei geringer Callusbildung „hängt das Resultat davon ab, ob die Knochenneubildung mit der Resorption Schritt hält" (Wilson, 1951). Strahlensterilisierte lyophilisierte Transplantate werden ebenfalls schneller resorbiert als tiefgekühlte Transplantate. Im ersatzstarken Knochenlager bei Hunden ist allerdings die Knochenneubildung nicht verzögert (Chalmers *et al.*, 1960; Tarsoly *et al.*, 1969).

Für den Transplantationserfolg kältekonservierter Knochen ist die absolut stabile Fixation in biomechanisch korrekter Position besonders wichtig. Krupko erzielte bei Transplantation tiefgekühlter homologer Corticalis mit stabiler Metall-Osteosynthese 89% Erfolge gegenüber 76% ohne zusätzliche Osteosynthese. Palmer (1959) transplantierte tiefgekühlte Femurschaftzylinder bei Hunden, erzielte jedoch trotz Marknagelung keine völlige Stabilität. Die Transplantate wurden so schnell resorbiert, daß nur durch zusätzliche Anlagerung autologer Spongiosa in einigen Fällen der Kollaps der Transplantate verhindert werden konnte.

*Die Cialit-Konservierung* hat sich vor allem für bindegewebige Strukturen (Sehnen, Fascie, Dura) bewährt (Seiffert, 1967). Eigene autoradiographische Untersuchungen mit H³-Prolin-markierten Rattenschwanzsehnen ergaben eine gleichmäßige, aber wesentlich geringere Umbaurate als in frischen oder kältekonservierten Transplantaten. Klinisch und tierexperimentell ließ sich außerdem nachweisen, daß Cialit die Neigung zu entzündlich-proliferativen Reaktionen im Lagergewebe hemmt. Cialit wurde in verschiedenen Verdünnungen (1:1000 bis 1:10000) Meerschweinchen intramuskulär injiziert und Gewebekulturen zugesetzt. Dabei ergab sich keine gewebsschädigende Wirkung (Hauberg und Bruckschen, 1960).

Cialit ist eine lichtstabile Quecksilberverbindung mit ausgeprägten bacterciden und fungiziden Eigenschaften. In einer Verdünnung von 1:1000 werden Staphylococcus aureus, Coli, Pseudomonas etc. innerhalb weniger Minuten abgetötet (Wallhäuser u. Schmidt, 1967). Das chemisch verwandte Merthiolat ist zur Konservierung weniger geeignet, da es leicht in toxische Produkte zerfällt, vor allem durch Lichteinfluß. Bei klinischer Anwendung wurden 30% Mißerfolge erzielt, die Infektquote betrug 7% (Carnesale u. Spankus, 1959; Reynolds, Oliver und Ramsey, 1951). Die chemische Verwandtschaft zu Merthiolat hat vermutlich wesentlich dazu beigetragen, daß Cialit als Konservierungsmittel für Knochentransplantate keine Verbreitung fand, obwohl die klinischen Erfahrungen außerordentlich positiv ausfielen. Bei 833 homologen Cialit-Transplantationen betrug die Versagerquote nur 2,88% (Güntz, 1961). Obwohl der Einbau zunächst verzögert ist, holt das Cialit-Transplantat in der Regenerationsphase im Vergleich mit autologer Corticalis rasch auf (Lentz, 1955; Hauberg und Bruckschen, 1960). Resorption und

Regeneration verlaufen nicht stürmisch, dafür aber gleichmäßig, so daß auch die mechanische Stabilität während des Umbaus erhalten bleibt: 8 Monate nach Spananlagerung an eine mehrfach voroperierte Tibiapseudarthrose in Schaftmitte verunglückte der Patient und erlitt am gleichen Bein eine supramalleoläre Fraktur, jedoch keinen Bruch des Transplantates. Selbst bei infiziertem Operationsgebiet kam es zur Transplantateinheilung und Ausheilung des Infekts (Hauberg u. Bruckschen, 1960; Nuschenpickel, 1967). Mazingarbe (1966) erzielte glatte Einheilung eines Cialit-konservierten proximalen Femurtransplantats bei latentem Infekt, nachdem eine infizierte Vitalliumprothese — Schaftersatz nach Tumorresektion — entfernt werden mußte.

Die bactericide Wirkung des Cialit ist offensichtlich ein Vorteil gegenüber der Kältekonservierung. Die Infektquote Cialit-konservierter Transplantate erreicht maxmal 3,9% (Hauberg und Bruckschen, 1960) Für kältekonserviertes Spanmaterial liegt die durchschnittliche Infektrate dagegen bei 5% (Roth, 1952; Ansari, 1966; Krupko, 1968), auch für strahlensterilisierte lyophilisierte Transplantate (Devries *et al.*, 1958).

Für die Überbrückung von Knochendefekten, die von gesundem Muskelgewebe umgeben sind, eignen sich auch homolog-konservierte Corticalistransplantate. Da nicht eine massive Vascularisierung und Resorption, sondern vielmehr ein gleichmäßiger Umbau wünschenswert ist, erscheint das Cialittransplantat besonders geeignet. Die verringerte „biologische Wertigkeit" wird durch erhöhte „biomechanische Wertigkeit" aufgewogen. Die Festigkeit und Elastizität des Cialitknochens entspricht normalem Knochengewebe, so daß auch Kompressions-Osteosynthesen ohne Gefahr für das Transplantat möglich sind. Die bactericiden und fungiziden Eigenschaften des Cialit — auch in der Verdünnung 1:5000 — begünstigen die Primärheilung. Allerdings gilt auch für dieses Konservierungsverfahren der Grundsatz peinlicher Überwachung und sorgfältiger Durchführung: Ausreichend große Gefäße und Flüssigkeitsmengen, primäre Konservierung in der Verdünnung 1:1000, Lösungswechsel nach 24 Std, weitere Konservierung in der Verdünnung 1:5000 bei kontrollierter Kühlschranktemperatur, Lösungswechsel bei jeglicher Trübung des Gefäßinhaltes und bakteriologische Kontrollen sind erforderlich. Fortschreitender Eiweißzerfall und Fettzersetzung (Sieber, 1956) waren unter diesen Bedingungen nicht nachweisbar.

Unterschiedliche Einheilungsergebnisse betreffen keineswegs nur konservierte Transplantate. Ob rasche Inkorporation oder Ausschaltung des Transplantates durch bindegewebige Abkapselung eintritt (Sieber, 1954), ist häufiger eine Frage der biomechanischen Bedingungen als ein biologisches Problem. Das gilt zumindest für autologe und homologe Corticalistransplantate, auch bei unterschiedlicher Konservierung. Die Tatsache, daß sowohl in autologen als auch in konserviert-homologen Spongiosa- und Corticalistransplantaten entsprechender Größe noch nach 13 Jahren tote, nicht umgebaute Transplantatreste nachzuweisen sind (Anderson *et al.*, 1964), beweist ferner, daß nach dem Wolffschen Gesetz die funktionelle Anpassung Leitprinzip für den biologischen Umbau ist. Dort, wo funktioneller Bedarf nicht besteht, werden Inseln toten Knochens persistieren. Damit ist jedoch nichts über den Wert des Transplantates oder den Erfolg der Operation gesagt.

## V. Ersatz mit Knochenderivaten

Es ist zweckmäßig, Knochenmaterial als *Derivate* gegenüber *Transplantaten* abzugrenzen, wenn zum Zeitpunkt der Transplantation organische oder anorganische Bestandteile der Knochensubstanz durch chemische oder physikalische Maßnahmen definitiv verändert sind.

1. *Macerationsverfahren* haben die Beseitigung aller Weichteile und Zellelemente sowie die Entfettung und Deproteinisierung des Knochenmaterials zum Ziel.

„*Anorganischer Knochen*", durch Äthylendiamin-Extraktion deproteinisiert (Losee und Hurley, 1956) besitzt keinerlei osteogenetische oder osteoinduktive Eigenschaften, wird selbst in ersatzstarken Defekten als Fremdkörper behandelt und sehr langsam resorbiert (Ray und Holloway, 1957). Erwünscht ist jedoch nicht ein brüchiges, kristallines Transplantationsmaterial, sondern die Beseitigung antigener Eigenschaften. Ein möglichst schonendes Macerationsverfahren, das den Proteingehalt nicht wesentlich reduziert, erschien daher erstrebenswert: „*Boplant*" (Squibb), von neugeborenen Kälbern, wurde nach Entfernung der Weichteile mit dem Netzmittel Tween 80 gewaschen, durch Chloroform-Methanol-Extraktion entfettet, gespült, sterilisiert und lyophilisiert (Kramer *et al.*, 1968). Am Hunderadius wurde das Material in schmale Corticalisfenster $(2 \times 0,4$ cm) implantiert (Bassett und Creighton, 1962). Die Implantate wurden schneller vascularisiert und „inkorporiert" als die autologen Kontrollen. Kompletter Ersatz war schon nach 6 Monaten eingetreten. Heiple, Herndon und Chase (1967) konnten jedoch nachweisen, daß Fensterdefekte in der Corticalis oder Spongiosa nicht geeignet sind, die osteogenetische oder osteoinduktive Potenz knöcherner Implantate zu prüfen: das Loch im gut durchbluteten Knochen wird ohne Implantat rascher mit vitalem Knochen ausgefüllt als nach Implantation autologer Spongiosa.

In Diaphysendefekten der Hundeulna verursachte Boplant in den ersten 2 Wochen eine heftige Entzündungsreaktion des umgebenden Wirtsgewebes und wurde innerhalb von 3 Monaten resorbiert. Eine osteogenetische oder osteoinduktive Wirkung war nicht festzustellen. Diese Befunde wurden später mehrfach experimentell und klinisch bestätigt (Arrocha *et al.*, 1968; Kramer *et al.*, 1968), so daß Veranlassung bestand, Boplant aus dem Handel zu ziehen.

Auch einem weitaus erfolgreicheren Macerationsverfahren, der $H_2O_2$-Extraktion — „*Kieler Span*" — nach Maatz und Bauermeister, liegt ein ähnliches Versuchsmodell — der Spongiosatest nach Maatz — zugrunde (Maatz, 1954): Die Callusbildung in der Spongiosahöhle gilt als Ausdruck dafür, ob der implantierte Span die Osteogenese des Lagergewebes stimuliert. Bindegewebige Einscheidung ist gleichbedeutend mit Versagen im ersatzschwachen Lager. Die knöcherne Durchwachsung einer Leerhöhle dient als Kontrolle für die reine Lagerleistung.

Aufgrund dieser Versuchsanordnung wurde auch dem macerierten, durch Entzug des Zellmaterials desantigenisierten $H_2O_2$-Span eine „chemische Reizwirkung" im Sinne eines „osteogenen Faktors" zugesprochen, der die „denkbar massivste Stimulation der Osteogenese" bewirkt (Bauermeister, 1961). Schweiberer (1970) benutzte dieselbe Versuchsanordnung und kam dabei zu einem völlig anderen Ergebnis: Die knöcherne Durchwachsungsrate der mit $H_2O_2$-Spänen ausgefüllten Höhlen war um 32,4% geringer als die Durchwachsungsrate der Leerhöhlen. Die Untersuchungen Schweiberers ergaben ferner, daß der $H_2O_2$-Span weder als Leitschiene für das Lagergewebe dient, noch durch Haversschen Umbau inkorporiert wird: Der Span wird entweder bindegewebig abgekapselt oder knöchern umwachsen.

Eine große Zahl klinischer Berichte steht dazu in scheinbarem Gegensatz (Melsunger Med. Mitt., 1968). Das beruht einmal auf der reizlosen Einheilung des $H_2O_2$-Spans, der im Gegensatz zu Boplant keine entzündliche Reaktion im Wirtsgewebe auslöst, zum anderen auf der geringen Aussagekraft des Röntgenbildes zur Unterscheidung zwischen knöcherner Inkorporation und Eliminierung. Häufig sind jedoch spongiöse Späne selbst im ersatzstarken knöchernen Lager noch nach 6 Monaten völlig unverändert erkennbar, kompakte Späne auch noch nach 1—2 Jahren (Hallen, 1966). Klinische Mißerfolge werden mit durchschnittlich 18% angegeben, bei hoher Infektrate aber auch bis zu 44% (Hopf zitiert bei Hallen). Meznik und Slancer (1969) konnten spongiöse Späne in der Versteifungsmasse von Spondylodesen bei 3 Patienten auch nach $2^1/_2$ Jahren erkennen, die Späne waren eindeutig „ausgeschaltet". Unter 43 Implantationen hatten sie 27 Mißerfolge zu verzeichnen, also über 50%.

Für die Überbrückung von Diaphysendefekten ist der $H_2O_2$-Span absolut ungeeignet (Hallen, 1966). Umschriebene Defekte in gut vascularisierten Knochenlagern lassen sich auch mit macerierter Spongiosa füllen, sofern kein höherwertiges Material vorhanden ist. Die Rezidivquote bei juvenilen Knochencysten liegt ganz allgemein zwischen 30 und 40%, ohne daß sich signifikante Unterschiede durch Verwendung verschiedener Füllmaterialien ergeben. Auch für osteomyelitische Knochenhöhlen kann notfalls auf Kieler Spongiosa zurückgegriffen werden. Axhausen und Schweiberer (1966) gelang es, bei kombinierter Anwendung von Kieler Spongiosa und geschlossener antibiotischer Spüldrainage 43 von 52 osteomyelitischen Knochenhöhlen zur Ausheilung zu bringen.

Durch Macerationsverfahren wird das „induktive Prinzip" in der organischen Grundsubstanz des Knochens zerstört. Kollagen und Apatitkristalle sind für die Osteogenese wertlos (Urist, 1967; Schweiberer, 1970).

*2. Die Zerstörung der mineralischen Bestandteile* homologer Knochensubstanz durch Entkalkung in 0,6 N HCl beeinträchtigt die osteo-induktive Potenz nicht, selbst bei Verpflanzung des organischen Derivates in Weichgewebe wird regelmäßig Knochen gebildet und individualspezifisch wieder aufgebaut (Urist, 1968). Nach Implantation in Schädeldefekte bei Ratten führte homolog-entkalkte Corticalis regelmäßig zum knöchernen Defektersatz, während tiefgekühlte Corticalistransplantate eine deutliche geringere und deproteinisierte Derivate keine Knochenneubildung zeigten (Ray und Holloway, 1957). Die ersten klinischen Ergebnisse haben gezeigt, daß schon eine 10%ige Entkalkung homologer Späne genügt, um deren osteoinduktive Wirkungen zu steigern. Sowohl im knöchernen Lager als auch subfascial induzieren z. T. entkalkte, lyophilisierte Derivate verstärkte Knochenneubildung und waren unentkalkten lyophilisierten Transplantaten deutlich überlegen (Urist, 1968). Es ist durchaus denkbar, daß zur Auffüllung aseptischer und infizierter Knochenhöhlen entkalkte lyophilisierte homologe Knochenderivate besser geeignet sind als maceriertes Knochenmaterial.

## VI. Klinische Erfahrungen

*a) Obere Extremität*

1. Am *Humerus* entstehen Defekte im Bereich der proximalen Metaphyse vor allem durch Resektion ausgedehnter Cysten und Tumoren. Im Diaphysenabschnitt und im distalen Drittel überwiegen dagegen Defektpseudarthrosen.

Bei *radikaler Resektion* unter Einschluß des Gelenkanteils ist beim Erwachsenen der alloplastische Ersatz mit einer Metallprothese zweckmäßig, bei Jugendlichen dagegen ein tiefgekühltes homologes Transplantat vorzuziehen, obwohl ein dauerhaft funktionsfähiges Gelenk nicht zu erwarten ist (Dubrov *et al.*, 1966). Der Umbau im Halbgelenk verläuft extrem langsam, so daß auch noch nach 5 Jahren eine erhebliche Destruktion einsetzen kann (Krupko und Tkachenko, 1968). Mit einem befriedigenden Spätresultat ist höchstens in 60% der Fälle zu rechnen (Volkov, 1969). Allerdings ist das funktionelle Ergebnis häufig besser als der Röntgenbefund: Ottolenghi (1966) beobachtete ein gutes funktionelles Resultat $4^1/_2$ Jahre nach Ersatz des proximalen Humerus durch ein tiefgekühltes homologes Transplantat, obwohl röntgenologisch der Humeruskopf deformiert und z. T. resorbiert war.

Bei erhaltenem Gelenk ist ein kräftiger Tibiaspan zur Defektüberbrückung besser geeignet als die häufig verwendete Fibula (Lexer, 1920; Mittelmeier, 1965). Die mangelnde funktionelle Druckbeanspruchung des Humerus, der proximal und distal von kräftigen Muskelgruppen vermehrt auf Torsion und Zug beansprucht wird (Witt, 1952), wirkt sich erst recht am Transplantat aus. Spontanfrakturen der transplantierten Fibula und konserviert-homologer Transplantate sind daher häufig (Wilson und Lance, 1965; Matzen, 1969).

Für frische Defekte im Bereich der proximalen Metaphyse eignen sich besonders Streifentransplantate, die als „Reisigbündel" in den Humeruskopf und -schaft eingebolzt werden (Volkov, 1959; Chaklin, 1967).

Das zuverlässigste Verfahren zur Defektüberbrückung im metaphysären und diaphysären Schaftabschnitt ist jedoch die stabile Osteo-

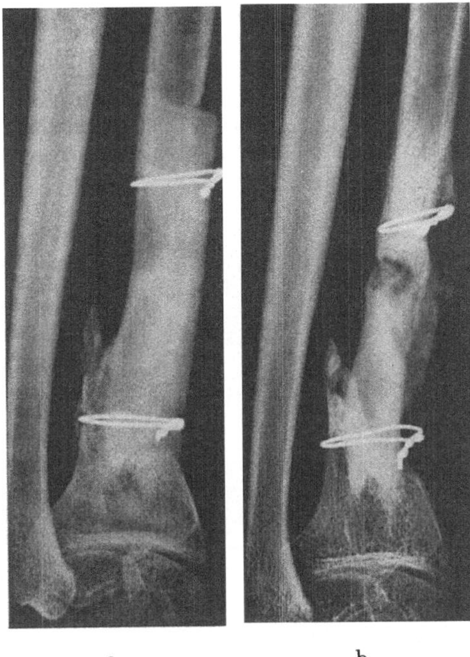

a             b

Abb. 6a u. b. Radiuspseudarthrose. a Defektüberbrückung mit periostgedecktem breiten autologen Corticalisspan. b Spanresorption 6 Wochen später. [Aus Lexer, E.: Über die Entstehung von Pseudarthrosen nach Frakturen und Knochentransplantationen. Langenbecks Arch. klin. Chir. **119** (1922)]

synthese mit breiter Platte und autologer Spongiosaplastik (Schramm, 1968). Dadurch gelingt es, die biomechanisch schädlichen Torsions- und Zugkräfte auszuschalten. Allerdings kann atrophischer Knochen und ein kurzes Fragment die zuverlässige Plattenfixierung sehr erschweren. Bei kombinierter Anwendung stabiler Plattenfixation und autologer oder homologer Corticalis werden die Einheilungsbedingungen durch den erzielten festen Kontakt des Transplantates mit dem Wirtsknochen ebenfalls entscheidend verbessert (Eis, 1969).

2. Am *Unterarm* sind die Defektpseudarthrosen im Diaphysenbereich der häufigste Anlaß zur Transplantation. Dabei gelten ähnliche Bedingungen wie am Humerus. Ohne physiologische Druckbelastung werden Ulna und Radius dauernd auf Torsion und Zug beansprucht. Hinzu kommt die gegenseitige Fesselung durch eine derbe Membrana interossea, so daß bei einem Radiusdefekt der Muskelzug das distale Fragment um den Drehpunkt der elastischen Fixierung an der Ulna kippt. Der in Abb. 6a dargestellte Radiusdefekt, der mit einem kräftigen Span überbrückt wurde, läßt deutlich die Verkürzung des Radius und die Abkippung des distalen Fragmentes zur Ulna hin erkennen. Da die Cerclagen

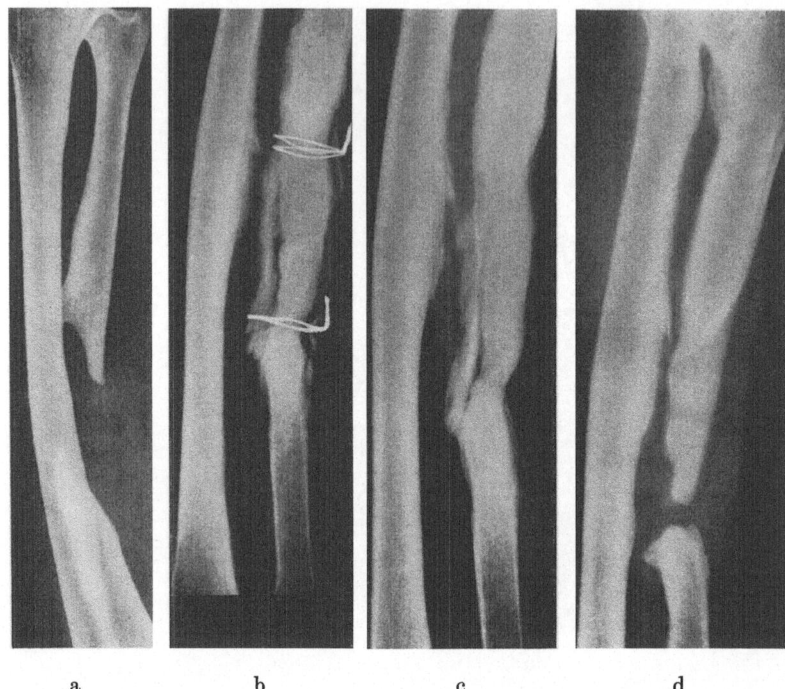

a       b       c       d

Abb. 7. a Ulnaschaftdefekt. b Überbrückung mit periostgedecktem autologen Corticalisspan. c Einheilung des Spans nach 19 Wochen. d Spanresorption nach 11 Monaten. [Aus Lexer, E.: Über die Entstehung von Pseudarthrosen nach Frakturen und Knochentransplantationen. Langenbecks Arch. klin. Chir. 119 (1922)]

keine ausreichende Stabilität gewährleisten, wird die federnde Kippbewegung nicht ausgeschaltet, sondern auf das Transplantat übertragen. Unter dem Einfluß ständiger Biegebeanspruchung wird das Transplantat schließlich resorbiert (Abb. 6b: 6 Monate später).

Die Ulna ist nicht nur am Radius elastisch fixiert, sondern gleichzeitig mit dem Olecranon an der Oberarmrolle verankert. Bei der knöchernen Überbrückung eines Ulnadefektes (Abb. 7a) mit Anlegespan und Cerclagen (Abb. 7b: 15 Wochen post op.) wird die Ulna durch Pronationsbewegungen des Radius erheblich auf Drehung beansprucht, da sie nur distal nachgeben kann, proximal aber starr an der Oberarmrolle fixiert ist. Das Transplantat muß als schwächster Punkt im Ulnaschaft die Drehbewegung aufnehmen, kann sie jedoch nicht an das proximale Fragment weitergeben. Wieder kommt es zur Resorption (Abb. 7c: 19 Wochen post op. 4 Wochen nach Entfernung der Drahtschlingen), so daß nach insgesamt 11 Monaten (Abb. 7d) der alte Defekt wieder vorhanden ist.

Diese beiden von Lexer (1922) mitgeteilten Fälle demonstrieren eindrucksvoll die Bedeutung der biomechanischen Kräfte für die knöcherne

Heilung am Unterarm. Die Ausschaltung dieser Kräfte ist nur unmittelbar am Knochen möglich, nicht durch äußere Gipsfixierung. Neubauer (1966) gelang es, Tibiaspäne so exakt in den Defekt einzufalzen, daß der Span ohne zusätzliche Metallfixierung unter stabiler Druckbeanspruchung einheilen konnte. Von 27 Defektpseudarthrosen heilten 26 innerhalb von durchschnittlich 4 Monaten.

Offene Unterarmfrakturen und instabile Osteosynthesen sind die häufigsten Ursachen der Defektpseudarthrose, insbesondere am Radius. Bei bestehendem Infekt ergeben sich nach Sequestrotomie und Anfrischung der Fragmente große Defekte: nach primärer Plattenosteosynthese eines offenen Unterarmbruches (Abb. 8) war 3 Wochen später die Halbrohrplatte am Radius infiziert. Zunächst keine Plattenentfernung, da die Fraktur durch die Platte noch stabilisiert war. Nach kurzfristiger Spülbehandlung wurde der Infekt bis auf eine Restfistel eingedämmt. Nach 4 Monaten wurde wegen anhaltender Sekretion die Platte entfernt und durch radikale Sequestrotomie ein 12 cm langer Defekt gesetzt. Primäre Spongiosa-Plastik, Stabilisierung der Radiusfragmente mit langer Platte. Nach primärer Wundheilung war 3 Monate später die Spongiosa knöchern eingeheilt. 1 Jahr nach der Spongiosaplastik war die Funktion nur noch endgradig eingeschränkt, der Patient voll arbeitsfähig.

Der dargestellte Fall beweist den biologischen Wert autologer Spongiosa selbst in infiziertem Diaphysendefekt.

Die kombinierte Anwendung von Plattenfixation und autologer Spongiosaplastik zur Defektüberbrückung wurde schon von Nicoll (1956) empfohlen. In 21 Fällen — darunter 14 Unterarmdefekt-Pseudarthrosen — erzielte er innerhalb von 3 Monaten knöcherne Heilung.

Homologe Transplantate sind am Unterarm nur zum Ersatz der proximalen Ulna nach Tumorresektion indiziert. Ottolenghi (1966) ersetzte nach Resektion eines Riesenzelltumors die proximale Ulna mit Gelenkanteil durch ein entsprechendes tiefgekühltes homologes Transplantat. Bei ausreichender Stabilisierung war 1 Jahr danach knöcherne Heilung eingetreten, der Gelenkspalt erhalten und das Ellenbogengelenk zwischen 70 und 140° schmerzlos beweglich.

*b) Untere Extremität*

An der *unteren Extremität* ist die Erhaltung der Beinlänge in anatomisch korrekter Achsenstellung sowie eine baldige Wiederherstellung der Funktion, d.h. Teilbelastung anzustreben. Das ist jedoch nur möglich, wenn das Transplantat im stabilen Kontakt mit den Knochenenden durch entsprechendes Osteosynthesematerial vor mechanischen Störkräften langfristig geschützt werden kann. Während die Beanspruchung des gesunden Röhrenknochens auf Biegung physiologisch ist (Pauwels), trifft dies auf transplantierten Knochen nicht zu, solange die Regeneration noch nicht abgeschlossen und der Übergang zur funktionellen Adaptation noch nicht erreicht ist. Bei Verwendung „ähnlicher" Transplantate, deren Größe und Struktur den Anforderungen des Trans-

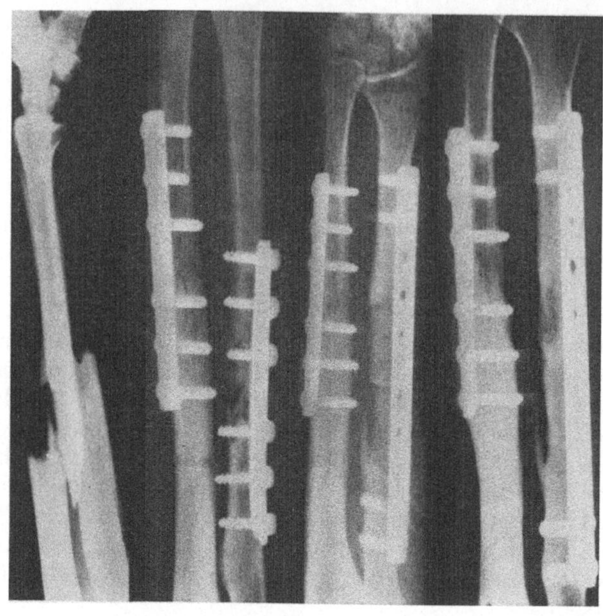

a

Abb. 8 a u. b. W.M., 18 Jahre. Komplette Unterarmschaftfraktur rechts. Primäre Osteosynthese, am Radius mit Halbrohrplatte, die sich infiziert. 4 Monate später radikale Sequestrotomie, Defektüberbrückung mit autologer Spongiosa und langer schmaler Platte. Knöcherne Heilung 3 Monate später. Nach 1 Jahr volle Arbeitsfähigkeit bei nur endgradig eingeschränkter Funktion

plantationsortes entspricht, wird die Adaptation allerdings erleichtert, wenn die Regeneration unter optimalen Bedingungen stattfinden konnte. Biomechanisch optimal ist die Ausschaltung aller Kräfte, mit Ausnahme der axialen, intermittierenden Druckbeanspruchung ohne Spitzenbelastung. Umschriebene Defekte im Femur- oder Tibiaschaft werden am besten mit autologer Spongiosa gefüllt und durch Zuggurtungsplatte oder äußere Spanner stabilisiert. Ausgedehnte Defekte entstehen am Oberschenkel durch Tumorresektion im Bereich der proximalen Metaphyse oder des Kniegelenkes, am Unterschenkel sind dagegen die posttraumatischen Defektpseudarthrosen der Tibiadiaphyse und — weniger häufig — die congenitale Tibiapseudarthrose vorherrschend.

Therapeutisch ergeben sich daraus ganz unterschiedliche Probleme:

Für den Ersatz des *proximalen Femurdrittels* sind Vitallium-Gelenkprothesen mit verlängertem Schaftanteil am besten geeignet. Homologe Transplantate sind dagegen trotz Marknagelfixierung durch Ermüdungsbrüche des nekrotischen Kopf-Hals-Segments gefährdet und müssen unter Umständen jahrelang entlastet werden (Ottolenghi, 1966).

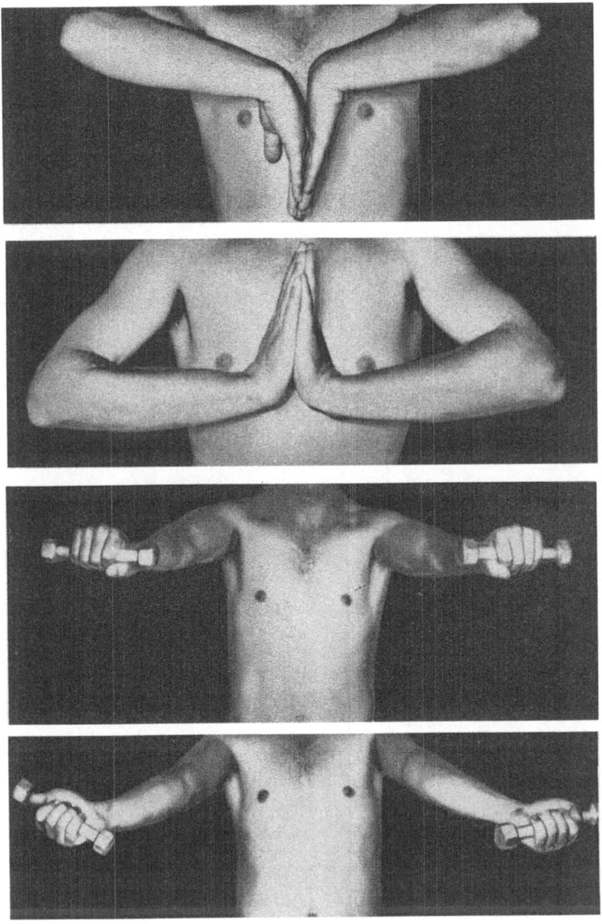

Abb. 8 b

Defekte infolge Resektion der *distalen Femur- oder Tibiametaphyse* müssen durch ein ausreichend stabiles Transplantat entsprechender Länge und Stärke ersetzt werden. Brückner (1970) verwendet ausschließlich autologes Material und geht zweizeitig vor: beim ersten Eingriff werden die auf dicke Kirschner-Drähte aufgefädelten Wadenbeine in die Resektionsflächen eingeschlagen. Nach 6 Monaten Beckengips wird im Sinne der JUVARA-Plastik ein 20 cm langer Tibia-Umkehrspan mit mehreren Beckenspänen in den Defekt eingebracht. Nach weiteren 3—4 Monaten Beckengips wird dann noch ein Entlastungsapparat getragen. Merle d'Aubigné verwendet autologes und homologes Material und stabilisiert mit langem Küntscher-Nagel, so daß die Belastung

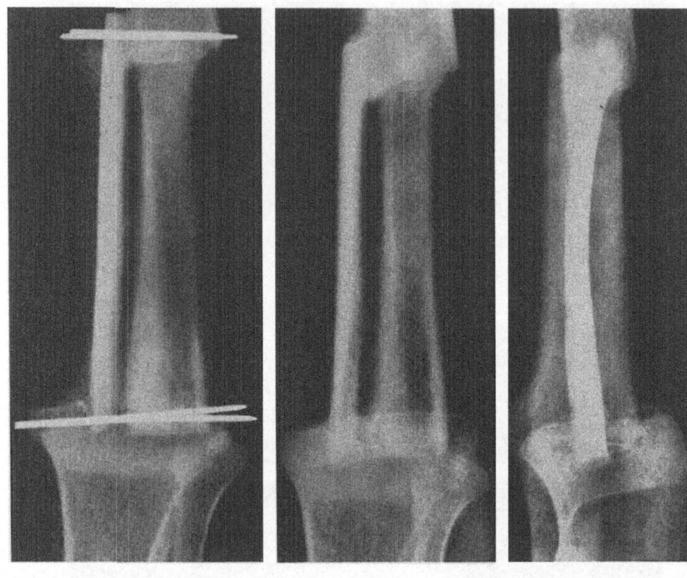

a

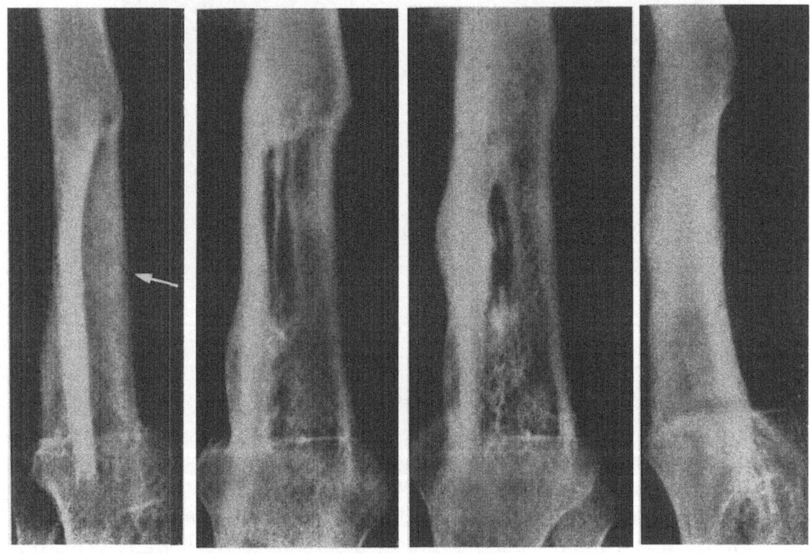

b

Abb. 9a u. b. Distaler Femurschaftdefekt. a Überbrückung mit autologer Corticalis und Spongiosa, post op. und 22 Wochen später (Entlastungsdauer 16 Wochen). b Resultat nach 24 bzw. 45 Monaten (der Pfeil links im Bild deutet auf eine Spontanfraktur, die unbehandelt verheilte). [Aus Phemister, D. B.: Rapid repair of defect of femur by massive bone-grafts after resection for tumors. Surg. Gynec. Obstet. 80 (1945)]

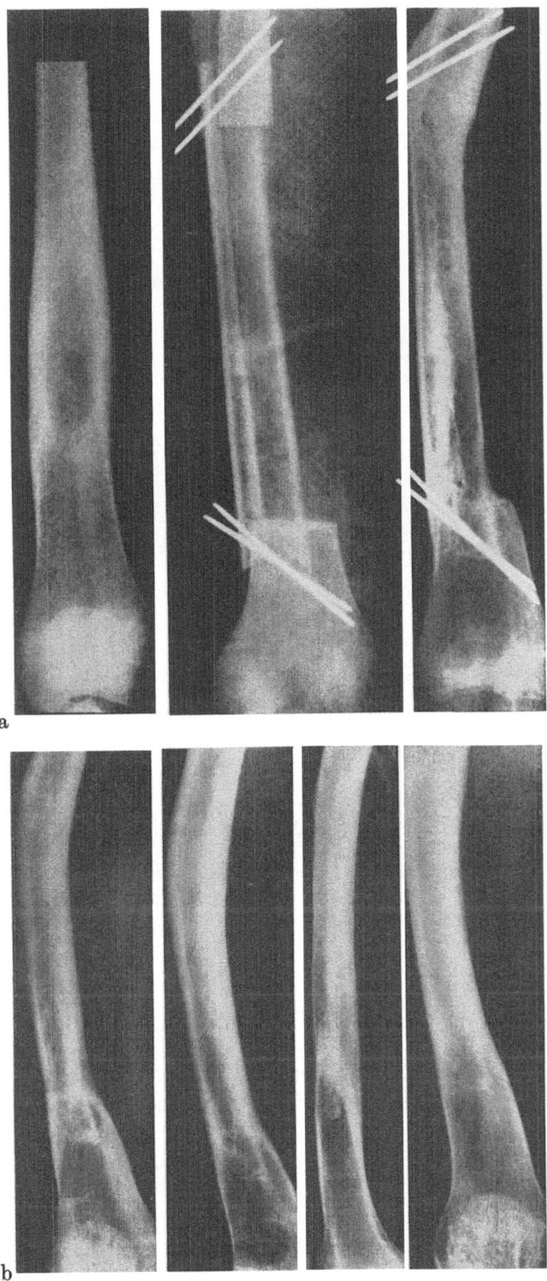

Abb. 10a u. b. Chondrosarkom des Femurschaftes. a Defektüberbrückung mit autologer Corticalis und Spongiosa, post op. und 6 Monate später. b Resultat nach 30 bzw. 65 Monaten. [Aus Phemister, D. B.: Rapid repair of defect of femur by massive bone-grafts after resection for tumors. Surg. Gynec. Obstet. **80** (1945)]

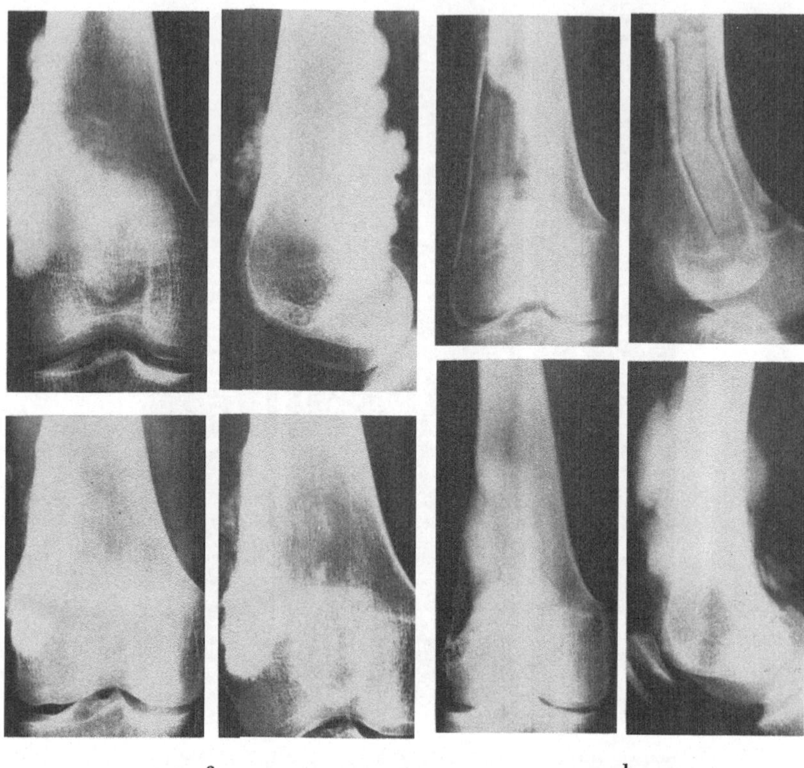



Abb. 11a—d. I.H., 21 Jahre. Chondroblastom der distalen Femurmetaphyse.
a Primärtumor und Rezidiv 2 Jahre nach Tumorresektion. b Radikale Ausräumung
und Defektersatz mit „Kieler Span". Zweites Rezidiv 4 Jahre später. c Resektion
des Kniegelenkes. Defektüberbrückung mit 18 cm langem Cialit-konserviertem
Transplantat. Resultat post op. und 8 Wochen später (nach Vollbelastung).
d Resultat 2 Jahre nach Defektüberbrückung. Patient ist beschwerdefrei gehfähig

früher beginnen kann. Phemister (1945) kombinierte Corticalis und
Spongiosa (Abb. 9 und 10).

Auch Schweiberer (1971) verwendet ausschließlich autologe Tibiaspäne mit Spongiosa und Doppelplatten-Stabilisierung. Nach 11 Monaten
war knöcherne Heilung eingetreten, so daß mit der Belastung begonnen
werden konnte. An der Frankfurter Chirurgischen Universitätsklinik[1]
(Prof. Geissendörfer) hat sich auch die Überbrückung mit einem homologen Cialittransplantat und Marknagelung bewährt:

Bei der 21jährigen Patientin kam es 2 Jahre nach Ausräumung eines Chondro-
blastoms zum Rezidiv (Abb. 11). Nach erneuter radikaler Ausräumung und Defektersatz mit Kieler-Spänen rezidivierte der Tumor 4 Jahre später erneut. Daraufhin
wurde das Kniegelenk reseziert, durch einen 18 cm langen Cialitknochen ersetzt

1 Wir danken für die freundliche Überlassung der Röntgenbilder.

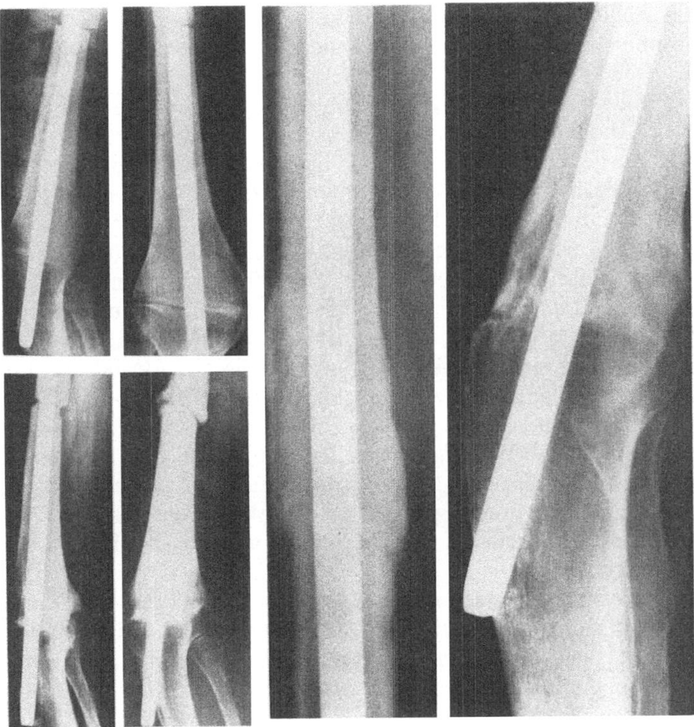

Abb. 11 c            Abb. 11 d

und durch Küntscher-Nagelung stabilisiert. 4 Wochen später Entlassung in Geh-
gips, nach weiteren 4 Wochen war die Patientin ohne Gips gehfähig. Wegen Resorption an der proximalen Kontaktstelle war später noch eine Phemister-Spananlage-
rung erforderlich. Nach 4 Monaten Ausheilung.

Tiefgekühlt homologe Knochenspäne verwenden auch Volkov und
Bisor (1967), die mit den „Reisigbündeln“ bei 23 Patienten ausgedehnte
Defekte erfolgreich überbrücken konnten. Die dauernde Protektion des
Transplantates, die ein stabiler Küntscher-Nagel gewährleistet, ist jedoch
um so wertvoller, als die Umbauzeit bis zu 5 Jahren beträgt (Nikiforova,
1968).

*Defektpseudarthrosen der Tibia* sind für den Ersatz mit massiven
Corticalis-Transplantaten ungeeignet, weil nur biologisch höchstwertiges
Material Aussicht auf Erfolg bietet. Während als Füllmaterial praktisch
nur autologe Spongiosa in Betracht kommt, muß die Stabilisierung der
Fragmentenden auf andere Weise erfolgen:

1. Stabilisierung durch eine dorsale Platte.

2. Tibio-fibulare Synostose nach Stracker. (Witt, 1968): Die unterhalb des Fibulaköpfchens und oberhalb der Syndesmose osteotomierte
Fibula wird durch je 2 Schrauben an der Tibia fixiert und dient als

laterale Schiene. Die Verbindung kann jedoch auch knöchern ohne Osteotomie durch Spongiosaplastik hergestellt werden (Campanacci u. Zanoli, 1966; Fontana, 1967).

3. Stabilisierung der Tibiaschaftenden durch äußere Spanner nach Charnley (Judet, 1967; Cech, 1970).

Auch ausgedehnte infizierte oder blande Defektpseudarthrosen können so stabilisiert und in Kombination mit Decortication und Spongiosaplastik in einem sehr hohen Prozentsatz zur Ausheilung gebracht werden, selbst bei ungünstigen Weichteilverhältnissen (Judet *et al.*, 1967; Burri *et al.*, 1970; Schramm, 1968, u.v.a.). Der direkte Tibiaersatz durch die zentral eingesetzte Fibula, die als erweiterte Hahnsche Methode von Brandes (1920) propagiert wurde, ist im Wachstumsalter ein ausgezeichnetes Verfahren (Gentil, 1950) und wurde von Brandes dafür ausdrücklich angegeben. Brandes wies schon 1920 darauf hin, daß „Soldatenmaterial" — damals war der Krieg Hauptlieferant großer Knochendefekte — dafür nicht geeignet sei. Die Fibula ist als alleiniger Kraftträger beim Erwachsenen zu dünn und muß durch Schienen-Hülsen-Apparat vor dem Ermüdungsbruch geschützt werden (Fischer-Wasels u. Wilde, 1954). Loosersche Umbauzonen werden häufig beobachtet (Cervenansky, 1968).

*Die angeborene Unterschenkelpseudarthrose* nimmt eine Sonderstellung ein. Sie liegt meist unterhalb der Tibiamitte und bildet eine nosologische Einheit mit der angeborenen Unterschenkelverkrümmung, dem crus curvatum congenitum, wobei die typischen Vorläufer der Unterschenkelpseudarthrose Antekurvation und Varusstellung zeigen, während die Rekurvation wohl nur eine mildere Form dieser „angeborenen mechanischen Insuffizienz des Knochengewebes" ist, die sich öfter spontan ausgleicht (Bischofsberger, Charnley, Witt und Refior, 1970). Während man früher spät operierte und die Osteotomie der Verkrümmung vermied, da sie zur Pseudarthrose führte, hat sich allmählich ein aktiveres operatives Vorgehen durchgesetzt (Witt und Refior, 1970). Therapeutisch kann die angeborene Aufbaustörung nicht beseitigt werden, sie verschwindet bei Wachstumsende. Deswegen ist es wichtig, die für die weitere Entwicklung notwendige Korrektur der Verkrümmung bzw. der schon vorhandenen Pseudarthrose so mechanisch stabil wie möglich durchzuführen und zu erhalten. Während früher die hintere Abstützung durch den Brückenspan McFarlands, die Doppelspäne von Boyd und die Marknagelung nach Charnley am häufigsten verwendet wurden, hat Witt neuerdings die stabile Osteosynthese mit Halbohrplatte und autologem Femurspan auf der Plattengegenseite empfohlen (Witt und Refior). Da die Platte Zugspannungen neutralisiert und der Span unter stabiler Druckbelastung steht, sind die biomechanischen Bedingungen denkbar günstig. Hier ist es nicht einmal ausgeschlossen, daß selbst ein Cialitspan, der große Stabilität mit langsamem Umbau verbindet, geeignet wäre.

*Zusammenfassend ist also zum Defektersatz mit Knochentransplantaten und -derivaten festzustellen:*

1. Der Anwendungsbereich autologer Spongiosa ist durch die Möglichkeiten der stabilen Osteosynthese erheblich erweitert worden. Sie ist vorrangig für Defekte im gelenknahen Bereich und für den Wiederaufbau zerstörter Diaphysenabschnitte des Unterarms und der Tibia geeignet.

2. Konserviert-homologe Corticalistransplantate sind aufgrund ihrer osteoinduktiven Eigenschaften ebenfalls für den Defektersatz gut geeignet, vorausgesetzt, daß sie von gutdurchbluteter Muskulatur umgeben sind, durch stabiles Osteosynthesematerial in festem Kontakt mit dem Wirtsknochen gebracht und in biomechanisch richtiger Position vor schädlichen Biege- und Zugkräften geschützt werden.

3. Die Tiefkühlung unter —25° und Cialitaufbewahrung sind geeignete Konservierungsverfahren für massive Transplantate. Lyophilisierung beschleunigt die Vascularisierung und Resorption. Dadurch wird die biomechanische Belastbarkeit stark eingeschränkt.

4. Macerierte Knochenderivate sind wegen ihrer fehlenden osteoinduktiven Eigenschaften als Transplantationsmaterial ungeeignet. Entkalkte, lyophilisierte homologe Derivate besitzen eine gute osteoinduktive Potenz und sollten zur Auffüllung von Cysten und Knochenhöhlen geprüft werden.

# E. Eigene experimentelle Untersuchungen

## I. Material und Methoden

### *1. Tiermaterial*

Die Versuche wurden an ausgewachsenen 1—2jährigen Schwarzkopfschafen eines homogenen Zuchtkollektivs durchgeführt. Das Durchschnittsgewicht zum Zeitpunkt der Operation betrug 60 kg. Die aus der Herde ausgewählten, etwa gleichgroßen Tiere waren völlig gesund. Zum Schutz gegen parasitären Befall wurde eine Behandlung mit Thibenzole (2 g/10 kg), 2mal in 6wöchigem Abstand, prae op. durchgeführt.

Insgesamt wurden 100 Schafe operiert. Davon verstarben 7 Tiere (7%) im Zusammenhang mit der Narkose, die restlichen 93 Tiere haben den Eingriff glatt überstanden. Bei weiteren 8 Schafen kam es zur Infektion, meist auf dem Boden eines Hämatoms. Bei 93 Tieren betrug die Infektionsrate also 8,6%. Die übrigen 85 Schafe zeigten nach glatter Wundheilung einen komplikationslosen weiteren Verlauf, interkurrente Erkrankungen etc. traten nicht auf. Nur diese 85 Tiere wurden bei der Auswertung berücksichtigt. Die infizierten Schafe mußten vorzeitig getötet werden, da die Infektion trotz entsprechender Therapie nicht abklang. Es entwickelte sich vielmehr in allen Fällen eine ausgedehnte Knocheninfektion mit teilweise septischen Krankheitserscheinungen.

### *2. Haltung und Ernährung der Tiere*

Die Tiere wurden 48 Std vor dem Versuch aus der Herde geholt, geschoren und mit fahrbaren Transportkästen in die Stallungen der Abteilung für Tierzucht und Versuchstierkunde der MHH (Prof. Gärtner) gebracht. Nahrungskarenz bestand ab 24 Std, Trinkwasserentzug ab 12 Std vor der Operation (Irwin und Briel, 1966). Post op. erfolgte der Abtransport zurück zum Schäfer innerhalb von 24—48 Std. Für die Dauer der Wundheilung, ca. 7—10 Tage, wurden die Tiere in Einzel oder Doppelställen untergebracht, dann in Gruppen zu je 10—20 Schafen, blieben aber während der ganzen Zeit im Großstall.

Die tägliche Ernährung hatte folgende Zusammensetzung: 400 g Heu, 400 g Erbsstroh, 500 g Zuckerschnitzel sowie eine Körnermischung aus 250 g Roggen, 375 g Gerste, 375 g Weizen und 375 g Hafer, außerdem mindestens 2mal täglich Frischwasser. Alle weiteren Maßnahmen (Verbände, Injektionen, Röntgenkontrollen) wurden im Stall ohne Betäubung oder Narkose durchgeführt. Die Tötung der Tiere erfolgte auf dem Schlachthof oder in Nembutal-Narkose.

### *3. Narkose* (Tabelle 1)

In aufrechtsitzender Stellung des Tieres wurde die Vena jugularis punktiert und ein Intracath-Venenkatheter eingelegt. Als Prämedikation gaben wir Atropin 0,015 mg/kg i.v. Die Narkoseeinleitung erfolgte

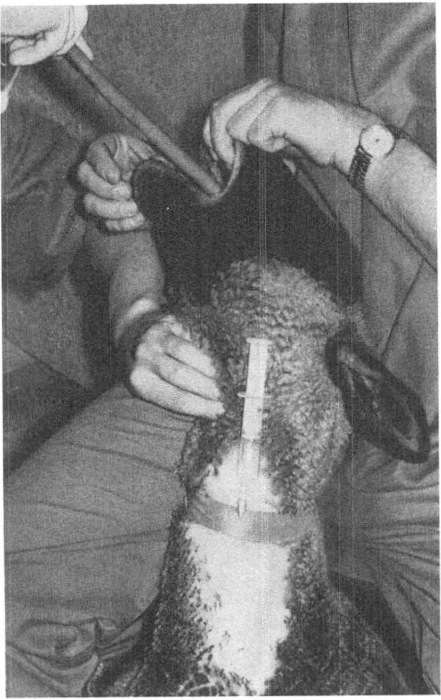

Abb. 12. Blinde ITN beim Schaf in der sog. „Australischen Schäferhaltung"

Tabelle 1. Mittelwerte aus 100 Nembutalnarkosen

| | |
|---|---|
| Prämedikation: Atropin | 0,015 mg/kg |
| Einschlafdosis: Nembutal | 17,5 mg/kg |
| Erhaltungsdosis | 2,0 mg/kg |
| Gesamtdosis | 45,0 mg/kg |
| Narkosedauer | 141 min |
| Operationsdauer | 86 min |

5 min später mit Nembutal. Die Einleitungsdosis betrug durchschnittlich 17,5 mg/kg Körpergewicht. Anschließend wurden alle Tiere intubiert (Woodbridge-Tubus, 34 Charr.), *oral* entweder blind in der sog. „Australischen Schäferhaltung" (Collan, 1970) (Abb. 12) oder unter Sicht des Auges mit Hilfe eines Langenbeck-Hakens mit verlängertem Blatt (25 cm), später auch *nasal* über eine blind in die Trachea vorgeschobene Magensonde. Ferner wurde ein 18 mm dicker Magenschlauch (Rüsch) eingelegt.

Nach Fixierung auf dem Operationstisch in rechter Seitenlage mit einem 10 cm breiten, kräftigen Schulter-Thorax-Gurt, Fesselung der

4*

Beine und des Kopfes, wurde die Narkose durch Nachspritzen kleiner Nembutal-Mengen (durchschnittlich 2 mg/kg) aufrechterhalten. Während der Narkose erhielten alle Tiere 500 ml Macrodex 6% und 1000 ml Sterofundin mit 20 Mega G-Penicillin. Die durchschnittliche Narkosedauer bis zum Erwachen betrug 141 min, bei einer mittleren Operationsdauer von 86 min. Durchschnittlich 27 min nach der letzten Nembutal-Dosis waren die Tiere wach, d.h. sie konnten den Kopf selbständig heben bzw. nahmen normale Liegepositionen auf dem Bauch ein.

*Narkosekomplikationen.* a) Laryngospasmus und vagale Reflexe werden durch die Prämedikation mit Atropin weitgehend vermieden. Der excessive Speichelfluß, der durchschnittlich 30—50 ml/2 Std betrug, blieb dagegen auch bei einer Atropin-Dosis von 0,1 mg/kg im wesentlichen unbeeinflußt. Bei noch höheren Atropin-Dosen (0,2—0,4 mg/kg) wird die Menge zwar eingeschränkt, die Konsistenz des Speichels aber gleichzeitig so zähflüssig, daß eine Obstruktion der Atemwege eintritt („Schnarchen"), die auch durch wiederholtes Absaugen nicht zu beseitigen ist. Außerdem wird der Pansenmeteorismus begünstigt, in einigen Fällen sahen wir eine lebensbedrohliche Atonie.

b) Trotz Nahrungskarenz kommt es bei längerer Narkosedauer fast regelmäßig zur Regurgitation von Panseninhalt mit Aspirationsgefahr (Turner und Hodgetts, 1956). Die Extubation wurde daher erst durchgeführt, wenn die Tiere vollkommen wach waren.

c) Pansenatonie infolge Nembutal-Überdosierung war die häufigste und bedrohlichste Komplikation. Durch Pansendruck auf das Zwerchfell wird dabei das Atemvolumen erheblich eingeschränkt.

Die Pansendrainage mittels Magenschlauch war oft nicht ausreichend, da durch den eingedickten Mageninhalt der Schlauch verstopfte. Es erwies sich als zweckmäßiger, den dicken Magenschlauch ca. 3 cm proximal der Spitze mit einem aufblasbaren Ballon zu armieren, der in der flüssigen Phase des Mageninhaltes schwimmt und die Drainage von Flüssigkeit und Gasen erleichtert.

d) Die Steuerungsbreite der Nembutal-Narkose ist relativ gering, in vielen Fällen wurde zeitweilig überdosiert. Dazu kommt es vor allem dann, wenn der zeitliche Abstand zwischen 2 Nembutal-Dosen zu lang gewählt wird, so daß die Narkose zu sehr abflacht. Beim Nachspritzen einer größeren Nembutal-Dosis, die zur Wiederherstellung der Toleranz führt, kommt es dann leicht zum Atemstillstand. In 4 Fällen gelang es, durch ¦sofortige Beatmung mit der bereitstehenden Starling-Pumpe die Tiere am Leben zu erhalten. Obwohl der Blut- und Gewebespiegel von Nembutal mit 49%/Std rasch sinkt, kann es bei langer Narkosedauer (über 2 Std), Überdosierung und gleichzeitigem Flüssigkeitsverlust zu hohen Konzentrationen kommen, so daß die begonnene Beatmung über Stunden fortgesetzt werden mußte. Als Antidot hat sich Megimide (Eukraton) bewährt, das in einer Dosierung von 20—40 mg/kg die Atmung wiederherstellt und die Narkose beendet, allerdings mit heftiger motorischer Unruhe. Anschließend bleibt das Tier wach. Zentrale Analeptica (Coramin etc.), sind dagegen wirkungslos.

### 4. Gewinnung und Bearbeitung der Transplantate

Die Knochentransplantate wurden durch Resektion eines 2,2—2,4 cm langen Diaphysensegmentes aus dem mittleren Drittel des Metatarsus gewonnen. Die Entnahme erfolgte unter sterilen Bedingungen mit einer feinen, druckluftbetriebenen Säge. Durch fortwährende Spülung mit kalter Ringer-Lösung wurden Hitzeschäden am Transplantat vermieden. Die Parallelität der Sägeflächen, kontrolliert durch Längenmessung in 4 Radien, ergab Abweichungen im Bereich von $\pm 1{,}0$ mm. Allerdings gelang es nicht immer, die Sägeflächen genau im 90°-Winkel zur Längsachse anzubringen. Dadurch entstanden beim Einsetzen in einigen Fällen Inkongruenzen mit klaffendem Osteotomiespalt, am häufigsten an der Medialseite der distalen Osteotomie. Da Durchmesser und Form der Osteotomieflächen gewisse Abweichungen zeigten — die übrigens erstaunlich gering waren — ergaben sich auch hierdurch zuweilen Inkongruenzen mit Stufenbildung der medialen Corticalis um maximal halbe Corticalisbreite. Die Stabilität der Osteosynthese wurde dadurch jedoch in keinem Fall gefährdet.

Bei *Auto-Transplantaten* wurden nach Entnahme das Fettmark entfernt, Periost und Endost mit dem Raspatorium restlos abgeschoben und das Transplantat für ca. 10 min in Ringer Lösung (pH 7,4) mit 20 Mega Penicillin aufbewahrt. Bei der orthotopen Retransplantation wurde das Transplantat 180° um die senkrechte Achse gedreht, so daß distale und proximale Osteotomieflächen vertauscht waren.

*Frisch homologe Transplantate* wurden nach Entnahme in derselben Weise behandelt und transplantiert, entweder von weiblichen auf männliche Tiere oder umgekehrt. Allerdings war die Dauer der Aufbewahrung in Ringer-Lösung unterschiedlich lang, von 10 min bis zu 60 min. Puranen (1966) hat jedoch nachgewiesen, daß bei Aufbewahrung in physiologischer Kochsalzlösung die Spanqualität erst nach 2 Std abnimmt.

*Zur Konservierung bestimmte Transplantate* wurden von männlichen und weiblichen Schlachttieren gewonnen, die in Alter und Größe unserem Empfänger-Kollektiv entsprachen. Da trotzdem ein erheblicher Überschuß vorhanden war, konnten wir später die nach Form und Größe am besten geeigneten Transplantate auswählen. Nach Entfernung von Mark, Periost und Endost und ausgiebiger Spülung in Ringer-Lösung mit 20 Mega Penicillin erfolgte die Konservierung entweder in einem sterilverschlossenen Gefäß in der Tiefkühltruhe (—25°) oder in frisch zubereiteter Cialitlösung (2-aethylquecksilber-mercapto-benzoxazol-5-carbonsaures Natrium) 1:5000 bei 4°C. Die Dauer der Konservierung betrug 4—10 Wochen. Ein Teil der Transplantate wurde in Aceton eingelegt und nach dem Verfahren von Maatz (1957) und Bauermeister (1958) maceriert. (Die Maceration wurde freundlicherweise von der Fa. Braun-Melsungen durchgeführt: Entfernung der ungeformten organischen Grundsubstanzen in 20% $H_2O_2$-Lösung, Entfettung und Sterilisation im Äther-Dampf-Sterilisator, Trocknung und Einschmelzung in Plastikfolie). Konservierte und macerierte Transplantate wurden vor Implantation ca. 20 min in Ringer-Lösung mit Penicillinzusatz gespült.

## 5. Operation

Der Eingriff wurde unter sterilen Operationsbedingungen am Metatarsus des linken Hinterbeines in Blutsperre durchgeführt. Nach Kurzschneiden des Fells mit der Haarschneidemaschine, gründlicher Reinigung und Desinfektion des Beines mit Rapidosept, 70% Alkohol und Merfen, erfolgte die Freilegung des Metatarsus durch einen 10—15 cm langen Längsschnitt an der Außenseite des Beines. Im mittleren Drittel des Metatarsus wurden die Weichteile in 5 cm Länge zirkulär abgelöst (Abb. 13). Nach Resektion des Diaphysensegmentes (2,2—2,4 cm Länge) mit Periost, Entfernung aller Periostreste von den Weichteilen im Defektbereich und von beiden Schaftenden, Blutstillung und Ausspülen der Wunde mit Ringer-Lösung, wurde das Transplantat entsprechender Länge in den Defekt eingefügt. Zur Fixierung verwendeten wir an der Hinterfläche des Metatarsus eine modifizierte AO-Platte (95 × 11 × 3,5 mm) aus V4A-Stahl (AlSl 316) mit beiderseits je 2 Löchern in normalem Abstand, während das mittlere 5. Loch so angeordnet war, daß es über der Transplantatmitte zu liegen kam (Abb. 13). Eine 2. Platte (AO-Halbrohrplatte, 6 Löcher) wurde lateral angelegt. Das Vorgehen bei der Osteosynthese entsprach der AO-Technik (Müller, Allgöwer, Willenegger, 1963):

Mit der preßluftgetriebenen Bohrmaschine (350 U/min) wird das 1. Loch (3,2 mm) in Osteotomienähe am distalen Schaftabschnitt gebohrt. Vorschneiden des Gewindes (4,5 mm), Anlegen der Platte und Einsetzen der 1. Schraube (AO-Corticalisschraube, 4,5 mm Gewindedurchmesser), die nicht fest angezogen wird. Adaptation des Transplantates mit 2 Repositionszangen und Fixierung der Platte am proximalen Schaft mit einer Verbrugge-Zange. Anschrauben der Spannvorrichtung, Vorspannen der Platte mit dem Universal-Engländer, zur Erzielung einer durchschnittlichen Kompression von 60 Kp im Osteotomiespalt, Einsetzen der restlichen 4 Schrauben und Entfernung des Spanngerätes. Die 2. laterale Platte wird so angeordnet, daß beiderseits je 2 Schraubenlöcher in Höhe der Schraubenintervalle der 1. Platte zu liegen kommen. Nur diese 4 Löcher der Platte werden mit Schrauben besetzt, wobei die beiden mittleren Schrauben exzentrisch eingesetzt werden und beim Anziehen zusätzlichen Druck auf die Osteotomiefläche ausüben.

Eine in dieser Form belastungsstabile Osteosynthese wurde bei insgesamt 69 der 85 ausgewerteten Tiere durchgeführt. Bei den restlichen 16 Tieren, die als unstabile Kontrollen dienten, erfolgte die Fixierung nur mit der dorsalen Platte ohne Kompression im Sinne einer belastungsunstabilen Adaptationsosteosynthese.

Erneute Wundspülung mit Ringer-Lösung, exakte Blutstillung nach Öffnen der Blutsperre, Einlegen einer Redon-Drainage, fortlaufende Hautnaht mit atraumatischem, chromiertem Catgut Nr. 1 und Verband bildeten den Abschluß der Operation. Die durchschnittliche Operationsdauer betrug 86 min.

*Nachbehandlung.* Die kontinuierliche Wundabsaugung erfolgte durch Anschluß des Redon-Drains an einen Vakuum-Plastik-Behälter (Redovac), der am Hals des Tieres befestigt war. Alle Schlauchverbindungen wurden mit Leukoplast gesichert. Die Redon-Drainage wurde nach 48 Std, der Verband nach 4 Tagen entfernt. Zu diesem Zeitpunkt waren

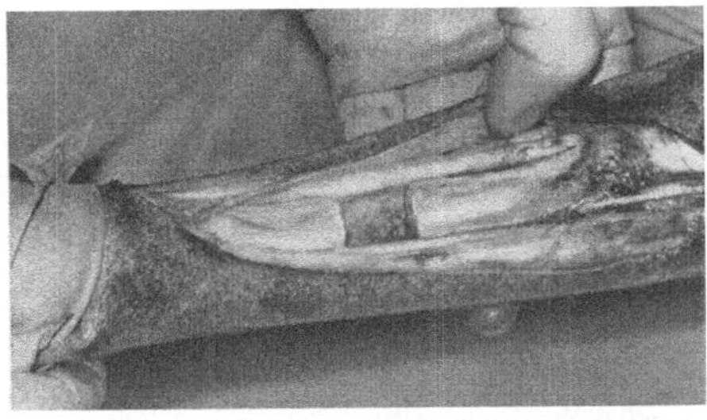

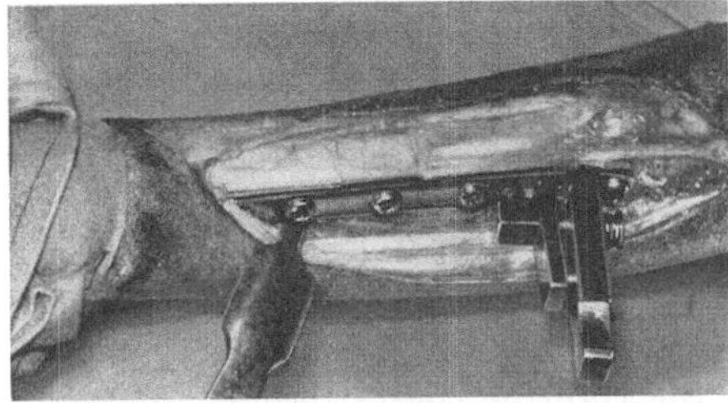

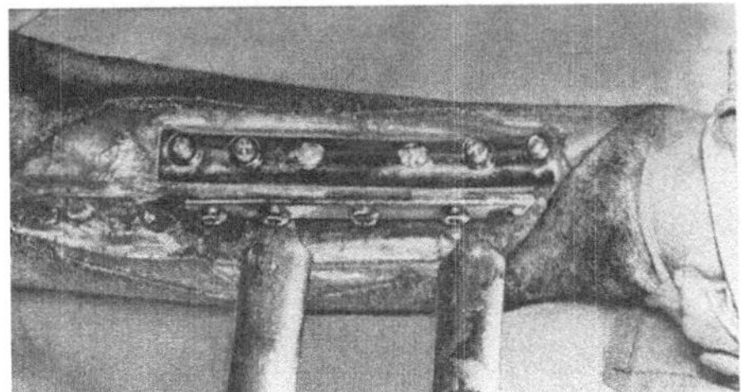

Abb. 13. Erklärung s. Text

die Wunden trocken und reizlos, das Bein abgeschwollen. Die Wunde
wurde jodiert und nur noch durch einen Sprühverband (SCAN) geschützt. Bei 85 Tieren war die Wundbehandlung dann beendet. Alle
Tiere belasteten das operierte Bein sofort post op., mäßig hinkend während der 1. Woche, anschließend jedoch ohne sichtbare Gehbehinderung.

*Komplikationen.* Bei 9 Tieren wurde der Versuch einer Arthrodese
3 Wochen vor der Transplantation unternommen, durch Blockierung
des oberen Sprunggelenkes mit einer 65 mm langen AO-Spongiosa-
schraube (6,5 mm Gewindedurchmesser). Die Schraube wurde von
proximal-lateral nach distal-medial in ein transarticuläres Bohrloch mit
vorgeschnittenem Gewinde eingesetzt. Trotz primärer Stabilität und
glatter Wundheilung mißlangen diese Versuche, innerhalb von 1 bis
2 Wochen gebrauchten die Tiere das Bein wieder normal. Die Schraube
war 6mal gebrochen und in 3 Fällen locker und verbogen.

Bei 8 Tieren, die bei der Auswertung nicht berücksichtigt wurden,
kam es zur Wundinfektion. 3mal nach autologer Transplantation, 2mal
nach tiefgekühlt-konserviertem Transplantat und 3mal nach maceriertem

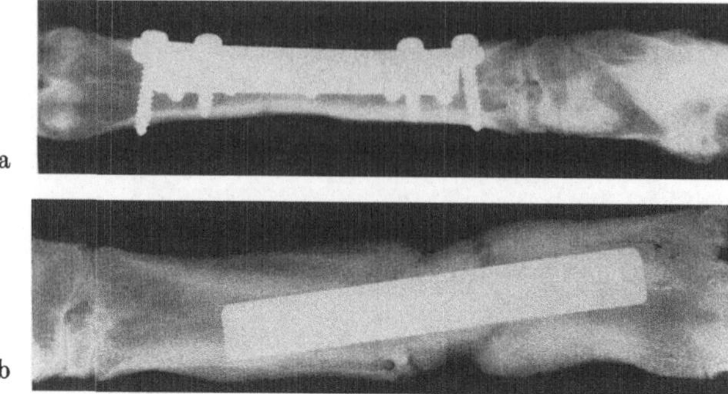

Abb. 14a u. b. Röntgenkontrollen 60 Tage nach autologer Transplantation.
a Stabile Osteosynthese. b Instabile Osteosynthese

Transplantat. Innerhalb von 2—4 Wochen nach der Operation war das
Bein geschwollen, die Hauttemperatur erhöht. 5 Tiere begannen wieder
zu hinken. Die Revision ergab in allen Fällen geronnene Hämatomreste
oder Serome. Trotz Drainage, täglicher Verbandswechsel und Anti-
bioticatherapie trat keine Besserung ein. Die Tiere standen nicht mehr
auf, fraßen kaum, waren apathisch und verloren Gewicht. Das Bein
blieb teigig geschwollen bei starker Fisteleiterung mit Neigung zur
Retention, Haarausfall und offensichtlich starken Schmerzen. Alle Tiere
mußten geschlachtet werden.

### 6. Röntgen-Kontrollen

Röntgenaufnahmen sofort post op. und nach 60 Tagen wurden im
seitlichen Strahlengang bei 1 m Röhrenabstand (55 kV/0,25 mAsec auf
Osray Curix P-Kasetten-Film durchgeführt (Abb. 14). Die Abschluß-
aufnahme erfolgte am Präparat des Metatarsus nach Plattenentfernung
im gleichen Strahlengang und 1 m Röhrenabstand (50 kV/0,05 mA sec)
auf folienlosem Film (Osray) mit Bleiunterlage und starker Einblendung.
Entwicklung: Kodak-Entwickler 4 min, Fixierbad 8 min.

### 7. Einteilung der Versuchsgruppen

Einteilung und Zahl der Tiere pro Gruppe sind in Tabelle 2 dargestellt. In den Gruppen mit autologen und frisch-homologen Transplantaten wurde je ein Tier bereits nach 10, 20, 30 und 45 Tagen getötet,
um Einfluß und Verlauf der Immunreaktion im Vergleich mit autologen
Transplantaten histologisch verfolgen zu können. Bei konservierten
Transplantaten war zu diesem frühen Zeitpunkt dagegen noch keine
wesentliche Veränderung zu erwarten.

In allen Gruppen mit einer Versuchsdauer von 60, 120 und 240 Tagen
wurden bei 1—2 Tieren die Transplantate belastungsinstabil fixiert, so daß
der Heilverlauf eher einer konventionellen Knochentransplantation

Tabelle 2. Defektüberbrückung mit deperiostierter Corticalis am Metatarsus von 85 Schafen

| Art des Transplantats | Zahl der Tiere stabil / unstabil | Zahl der Tiere pro Gruppe | | | | | | | |
|---|---|---|---|---|---|---|---|---|---|
| | | 10 Tg. | 20 Tg. | 30 Tg. | 45 Tg. | 60 Tg. | 120 Tg. | 240 Tg. | 300 Tg. |
| Autogen (= autolog) | 16[a] (5)[b] | 1 | 1 | 1 | 1 | 3 (1) | 3 (1) | 3 (1) | 3 |
| Allogen (= homolog) frisch | 17 (2) | 1 | 1 | 1 | 1 | 3 (1) | 4 (1) | 3 (0) | 3 |
| Allogen (konserviert) Cialit 1:5000 4°C | 12 (2) | | | | | 3 (1) | 4 (0) | 3 (1) | 2 |
| Allogen (konserviert) Tiefkühlung —25°C | 12 (3) | | | | | 4 (1) | 3 (1) | 3 (1) | 2 |
| Allogen (desensibilisiert) Macerationsverfahren Maatz-Bauermeister | 12 (4) | | | | | 3 (1) | 3 (2) | 3 (1) | 3 |
| insgesamt 85 | 69 (16) | 2 | 2 | 2 | 2 | 16 (5) | 17 (5) | 15 (6) | 13 |

[a] Stabil
[b] Zahlen in Klammern = unstabil.

glich. Durch Infektionen, die bei den erwähnten 8 Tieren auftraten, wurde diese instabile Gruppe erheblich dezimiert.

### 8. Knochenmarkierung mit fluorescierenden Substanzen

Zur Bestimmung des neugebildeten Knochenvolumens und der Knochenneubildungsrate im Transplantat wurden die Tiere mit fluorescierenden Substanzen markiert, die in der Mineralisationsfront der neugebildeten Osteone fixiert werden. Verwendet wurden:

1. Achromycin (Oxy-Tetracyclin), 15 mg/kg i.v.: leuchtend gelbe Fluorescenz.

2. Calcein-Blau: 30 mg/kg i.v., als 3%-Losung in 2%-$NaHCO_3$ (Rahn und Perren, 1970): blaue Fluorescenz.

3. Alizarin-Complexone: 30 mg/kg i.v., als 3%-Lösung in 2%-$NaHCO_3$: kräftig-rote Fluorescenz (Rahn).

Die Markierungszeiten sind aus der Tabelle 3 zu entnehmen. Die Dauer bis zur Fertigstellung eines Osteons beträgt beim Menschen $\tau = 65$ Tage, bei konstanter Appositionsrate von 1 $\mu$/Tag und 65 $\mu$ Osteon-Durchmesser. Beim Schaf liegt die Appositionsrate um 50% höher und beträgt 1,5 $\mu$/Tag. Bei gleichem Osteon-Durchmesser (65 $\mu$) ergibt sich für das Schaf $\tau = 43$ Tage. Dieser Wert war konstant und galt sowohl für den physiologischen Knochenumbau (Rippe und Metatarsus der Gegenseite) als auch für die Knochenneubildung im Trans-

Tabelle 3. Markierungszeiten mit fluorescierenden Substanzen

| Versuchs-dauer (Tage) | Achromycin 15 mg/kg (Tag post op.) | Calcein 30 mg/kg (Tag post op.) | Alizarin 30 mg/kg (Tag post op.) | Achromycin (Doppel-Label) (Tag post op.) |
|---|---|---|---|---|
| 10 | 6. | | | |
| 20 | 15. | | | |
| 30 | 15. | | 30. | |
| 45 | 15. | | 45. | |
| 60 | 30. | 60. | | |
| 120 | 60. | 120. | | |
| 240 | 90. | 180. | 240. | |
| 300 | 120. | 240. | | 290./300. |

plantat. Da in den Gruppen mit langer Versuchsdauer (240, 300 Tage) der zeitliche Abstand zwischen den Markierungen am 90. und 180. Tag bzw. am 120. und 240. Tag mehr als 43 Tage betrug, wurden alle zwischenzeitlich gebildeten Osteone nicht markiert. Bei der quantitativen Auswertung solcher Markierungsschwerpunkte wird die Signifikanz der ermittelten Werte wesentlich erhöht. Da außerdem die Markierungszeitpunkte in den einzelnen Gruppen mit unterschiedlicher Versuchsdauer verschieden gewählt wurden, ergänzen sich die Messungen zu einer Kette mit zeitlich dichter Reihenfolge, die eine gute Übersicht über den Verlauf der Einheilung geben, obwohl die Werte von verschiedenen Tieren stammen. Immerhin repräsentiert jedoch jeder Wert die Einzelmessungen von mindestens 2—3 Tieren. Bei der polychromen Sequenz-Markierung dagegen, die mit mehr als 3 Farbstoffen pro Tier im zeitlichen Abstand mindestens eines Sigma = 43 Tage ausgeführt wird, ist die Auswertung über lange Zeiträume durch Überschneidungen und unvollständige Markierungen ungenau (Rahn). Die kurvenmäßige Auftragung der errechneten Meßwerte in chronologischer Reihenfolge erwies sich jedenfalls als geeignetes Verfahren, retrospektiv die Knochenbildungsraten über die ganze Dauer der Einheilung eines Transplantattyps beurteilen und mit den anderen Transplantaten vergleichen zu können.

Die Injektion der letzten Markierungssubstanz wurde jeweils am 5. Tag vor Tötung des Tieres vorgenommen.

## 9. Strontium 85-Szintigraphie

Die szintigraphische Beurteilung des Transplantatumbaus erfolgte mit Strontium 85 ($\gamma$-Emission, Halbwertzeit 65 Tage), 500 $\mu$C/Tier, das 4—5 Tage vor Tötung i.v. gespritzt wurde. Beide Metatarsi wurden nach Fixierung und Entfernung aller Weichteile szintigraphiert. Dabei bedienten wir uns der regionalen Szintigraphie (Bauer und Wendeberg, 1959), mit zusätzlicher Begrenzung des Feldes durch Fixierung zweier strontium-gefüllter und zugeschmolzener Kapillaren an der proximalen und distalen Transplantatgrenze, im rechten Winkel zum Schaft. Die

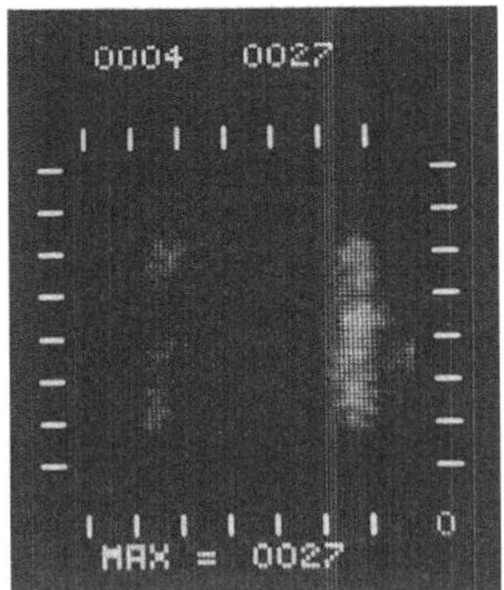

Abb. 15. $Sr^{85}$-Szintigramm vom isolierten Metatarsus. Linkes Feld: Normale Speicherrate im unversehrten Metatarsus der Gegenseite. Rechtes Feld: Erhöhte Speicherrate im transplantierten Metatarsus

Koordinaten und Feldgrößen

|        | H  | V  | Länge | Höhe |
|--------|----|----|-------|------|
| Feld 1 | 8  | 31 | 12    | 10   |
| Feld 2 | 50 | 31 | 12    | 10   |

Impulszahlen/Fläche

|         | Fläche 1: | Fläche 2: | Fläche 3: |
|---------|-----------|-----------|-----------|
| Scan 01 | $+1355000$ E $+003$ | $+4880000$ E $+002$ | |

Messung erfolgte mit einem Kristallcollimator durch automatische Stufenszintigraphie (step-scan), wobei der Detektor in 10 sec-Abstand das Meßfeld abfährt. Die Zählraten wurden auf Band genommen und programmiert errechnet, so daß die Strahlung der begrenzenden Capillaren unberücksichtigt blieb. Photoscan (Polaroid) und ausgedrucktes Endresultat waren sofort verfügbar (Abb. 15). Aus den Meßfeldern der beiden Metatarsi eines Tieres wurde dann der Quotient gebildet.

### 10. Weitere Aufarbeitung und Beurteilung der Präparate

Nach Tötung der Tiere, entweder durch Entbluten auf dem Schlachthof oder in Nembutal-Narkose, erfolgte die weitere Verarbeitung unterschiedlich. War keine Gefäßdarstellung geplant, wurden die Weichteile sofort entfernt und der nur noch mit Periost bedeckte Metatarsus in 70%igem Alkohol mindestens 1 Woche lang fixiert.

### a) Gefäßdarstellung

Bei 50 der 85 Tiere führten wir eine Gefäßdarstellung des operierten Beines mit einer Micropaque (20%)-Berliner-Blau (2%)-Lösung durch. Nach Ligatur aller Gefäße wurden die Beine in Oberschenkelmitte ab-

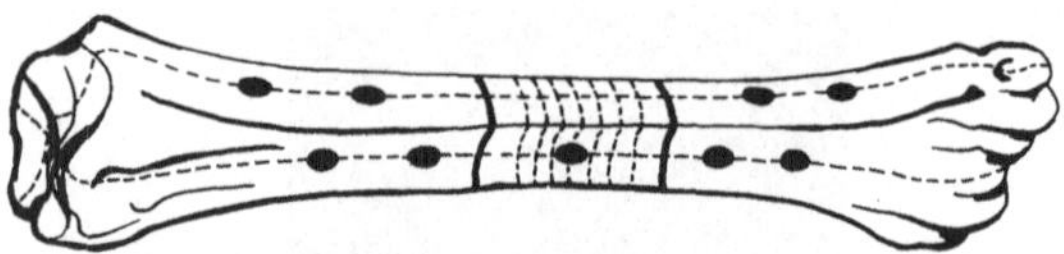

Abb. 16. Schematische Darstellung der Anordnung des Transplantats, der
Schraubenlöcher und der Schnittlinien bei Zerlegung des Präparates

gesetzt und in großen Behältern mit 90% Alkohol und 10% Formalin
(1:1) 4 Tage lang fixiert. Nach Entfernung der Haut und Absetzen des
Metatarsus in den angrenzenden Gelenken erfolgte die weitere Fixierung
mit noch anhaftenden Weichteilen in 70% Alkohol. Nach insgesamt
1 Woche erfolgten Metallentfernung, Szintigraphie und Röntgenkon-
trolle sowie Zerlegung des Metatarsus mit der Säge, indem beide Gelenke
entfernt und das Mittelstück mit Transplantat in Längsrichtung geteilt
wurde (Abb. 16). Die eine Hälfte blieb unentkalkt, zur Methacrylat-
einbettung und weiteren histologischen Verarbeitung, die andere Hälfte
wurde elektrolytisch entkalkt (s. Anhang). Der entkalkte Knochen wurde
anschließend ebenfalls in Methacrylat eingebettet und mit der Säge in
1 mm dicke Längsschnitte zerlegt.

### b) Histologie

Zur weiteren histologischen Bearbeitung wurden alle unentkalkten
Hälften der gefäßinjizierten Präparate und die ganzen, 5 cm langen
Diaphysenabschnitte der Präparate ohne Gefäßdarstellung, durch Stück-
färbung in basischem Fuchsin gefärbt und in Methacrylat eingebettet
(s. Anhang). Je 3 Längsschnitte der beiden Osteotomien und 6 Querschnitte in Transplantatmitte wurden mit der Kreissäge hergestellt und
von durchschnittlich 120—300 μ auf etwa 70 μ heruntergeschliffen
(s. Anhang). Die Schliffpräparate wurden dann zwischen Filterpapier
gepreßt, getrocknet, in Xylol mit einem feinen Marderhaarpinsel ge-
reinigt und mit Eukitt eingedeckt.

Von jedem Block wurden außerdem 5 μ dicke Schnitte (K-Mikrotom,
Fa. Jung), angefertigt und nach Masson-Goldner gefärbt (s. Anhang).

### c) Morphometrie

Zur quantitativen Erfassung des Transplantatersatzes durch neugebildeten Knochen wurden je Tier 6 Querschnitte in Transplantatmitte
durchgemustert. Die Messungen erfolgten mit dem Punktzähl-Verfahren
nach Hennig.

*Knochenneubildung.* Die Auszählung der Osteone mit lebenden Osteocyten und der Porosität erfolgte mit dem Zeiss-Integrations-Ocular
(Integrations-Platte II). Bei 100 möglichen Treffern ergab die Treffer-
zahl für Osteone mit lebenden Osteocyten nach Abzug der Porosität ($B$)
und des toten Knochens ($C$):

$$x = \frac{A-(B+C)}{100}\,.$$

*Knochenbildungsrate.* Nach Frost (1964) bezeichnen wir als Knochenbildungsrate das Volumen neugebildeten Knochens ($mm^3$) pro 1 $mm^3$ vorhandener Knochensubstanz, bezogen auf die Einheit eines Jahres. Die Formel lautet:

$$V_f = A_f \times S_f \times M_f \, .$$

$V_f$ ist die Knochenbildungsrate $mm^3/mm^3/Jahr$.

$A_f$ ist die Zahl der markierten Osteone bzw. Osteoidsäume pro $mm^2$ des Präparatquerschnittes. Dieser Wert ließ sich durch Auszählen sämtlicher markierter Osteone, bzw. Osteoidsäume pro Blickfeld und Berechnung der Querschnittsfläche ermitteln.

$S_f$ ist die Oberfläche eines Osteoidzylinders, also das Produkt aus Umfang und Höhe des Zylinders. Da ein Osteoidzylinder durchschnittlich 1 mm lang ist, kann die Höhe gleich 1 gesetzt werden, so daß nur der Umfang zu berechnen ist. Der Osteoidumfang wurde mit dem Zeiss-Integrations-Ocular (Integrations-Ocular II) gemessen, er betrug im Durchschnitt 0,3 mm.

$M_f$ ist die Appositionsrate pro Osteoid, also die Menge des neugebildeten Knochens zwischen 2 Fluorescenzmarken. Die Messung erfolgte in den 4 Radien, wobei der Mittelwert aller Messungen, geteilt durch den zeitlichen Abstand der Markierungen, die Appositionsrate pro Tag ergibt. Die Appositionsrate erwies sich als konstant und betrug im Durchschnitt 1,5 $\mu$/Tag. Da die Werte für $S_f$ (0,3) und $M_f$ (1,5) bei einer großen Zahl von Messungen sich als konstant erwiesen — sowohl im gesunden, normalen Knochen als auch im Transplantat — war lediglich die Zahl der markierten Osteoidsäume pro $mm^2$ Oberfläche auszurechnen. Das Zahlenprodukt aus $A_f$, $S_f$ und $M_f$ wurde dann mit 365 : 1000 multipliziert

$$\left( \frac{356}{1000} = mm/Jahr) \right) .$$

Der so erhaltene Meßwert ist die Knochenbildungsrate, die in Prozenten angegeben wird (Prozent eines $mm^3/Jahr$).

Zur Ermittlung der Osteoidsäume pro $mm^2$ Oberfläche eines Präparates geht Frost so vor, daß er alle Osteoide mehrerer Knochenquerschnitte zählt und aus der Gesamtzahl die Zahl der Osteoide pro Flächeninhalt ($A_f$) errechnet. Wir gingen dagegen von der Überlegung aus, daß bei lebhafter Knochenneubildung die Auszählung sämtlicher Osteoide pro Querschnitt eine zu große Fehlerquelle ergibt. Daher wählten wir den umgekehrten Weg und zählten die Osteoide pro Blickfeld definierter Größe in einer repräsentativen Anzahl von Feldern ($\leqq 200$), so daß die Bestimmung des $A_f$ wesentlich genauer erfolgen konnte.

Meßgenauigkeit: Beim Auszählen der Osteoidsäume pro Blickfeld wurden zwangsläufig alle peripheren Knochenbildungsherde mitgezählt, die auf der Feldbegrenzung liegen. Der gefundene Schätzwert ist demnach mit einem systematischen Fehler behaftet, der jedoch für alle Zählungen etwa die gleiche Größenordnung besitzt und mit der Felderzahl monoton ansteigt, so daß er im geschätzten Mittelwert je Tier grundsätzlich enthalten ist. Der Korrekturfaktor für den systematischen Fehler beträgt für alle Meßwerte etwa 0,8 und kann somit vernachlässigt werden.

Für eine erwartete Meßgenauigkeit von 5% wurden je Tier 200 Blickfelder ausgezählt und der geschätzte Mittelwert für endliche Zählungen $\bar{x}$ gebildet. Der wahre Mittelwert für unendliche Zählungen ($\mu$) liegt mit 95% Wahrscheinlichkeit im Bereich

$$\bar{x} - \delta_{0,05} \times s_{\bar{x}} < \mu < \bar{x} + \delta_{0,05} \times s_{\bar{x}}. \tag{1}$$

Dabei gilt für den Schrankenwert $\delta$:

$$\delta_{0,05} = 1,96 \qquad \text{bei 95\% Wahrscheinlichkeit und } n = 200 \text{ Zählungen}$$

und für die Streuung des Mittelwertes

$$s_{\bar{x}} = \frac{\sigma}{\sqrt{n}} \qquad \sigma = \text{Standardabweichung} \tag{2}$$

*Beispiel*:
$$\bar{x} = 4,45 \qquad (n = 200) .$$
$$\sigma = 1,18$$

Für eine Meßgenauigkeit von 5% des Mittelwertes ergibt sich aus (1) und (2):

$$\delta_{0,05} \cdot \frac{\sigma}{\sqrt{n}} = 0,22$$
$$1,96 \cdot \frac{1.18}{\sqrt{n}} = 0,22 \tag{3}$$
$$\sqrt{n} = 10,5$$
$$n = 110$$

Die Vertrauensgrenze für den 5%-Bereich liegt hier also bei 110 Blickfeldern. Die entsprechenden Zahlen wurden in jedem Falle weit übertroffen, so daß die wahre Meßgenauigkeit unter 5%, häufig bei 3% lag.

*d) Mikroradiographie*

Nur in einigen Fällen wurden Mikroradiographien angefertigt, zum Vergleich mit der Fluorescenz-Markierung. 70 µ dicke Schnitte wurden auf Kodak-Platten 649-0 mit dem Röntgengerät „Faxitron" radiographiert (18—22 kV). Zur Erzielung eines guten Kontrastes müssen gewöhnlich mehrere Aufnahmen mit unterschiedlichen Belichtungszeiten angefertigt werden.

## II. Ergebnisse

1. Die Auswertung der *röntgenologischen, histologischen und fluorescenzmikroskopischen* Befunde führt zu folgendem Ergebnis:

a) *Nach 10 Tagen* sind röntgenologisch an den autologen und homologen Transplantaten noch keine Veränderungen erkennbar. An den Osteotomien fehlt jede knöcherne Reaktion, obwohl sie bindegewebig schon so fixiert sind, daß nach Plattenentfernung keine Spontanlösung eintritt (Abb. 17).

*Histologisch* sind ebenfalls keine wesentlichen Unterschiede zwischen dem Transplantat, bzw. zwischen Transplantat und Wirt festzustellen. Die Osteocyten sind überall vital, obwohl ihre Kerne im Inneren der Transplantate gerundet, dunkler und strukturärmer erscheinen, als Zeichen der gestörten Sauerstoffversorgung (Abb. 18). Beide Transplantate sind von einem zellreichen, entzündlichen Bindegewebe umgeben, dessen celluläre Bestandteile in Nähe der Knochenoberfläche bereits auf eine spezifische *(induktive)* Beeinflussung durch den Knochen schließen lassen (Tafel I, 1): Spindelförmige Bindegewebszellen mit hellem Cytoplasma liegen parallel ausgerichtet auf das Transplantat (Abb. 19). Näher zum Knochen folgen polygonale, hypertrophierte Bindegewebszellen mit basophilem Cytoplasma, als Vorstufen der Osteoblasten (Tafel I, 2). Osteoid und junger Faserknochen werden aber nur im Bereich der Knochenverletzung, an den Osteotomiestellen, gebildet und stammen von wirtseigenen oder transplantierten Osteoblasten. Umschriebene Resorptionszonen — Howshipsche Lacunen mit mehrkernigen Osteoclasten — sind ebenfalls auf diesen Bereich beschränkt.

*Die Vascularisierung* der Transplantate ist noch unterbrochen. Die meisten Gefäße sind thrombosiert, einige enthalten Granulocyten und Histiocyten. Aus der Nachbarschaft des Knochens und der Weichteile dringen aber schon Kapillaren zum Transplantat vor.

Fluorescenzmikroskopisch ist am Transplantat noch kein Befund zu erheben, mineralisationsfähiges Osteoid ist zum Zeitpunkt der Markierung, am 6. postoperativen Tag, nur durch periostale Reaktion am Wirtsknochen vorhanden.

*b) Nach 20 Tagen* ist röntgenologisch am proximalen Osteotomiespalt der Transplantate eine schwache periostale Reaktion zu erkennen (Abb. 17).

Unterschiede im histologischen Bild ergeben sich aus der Immunreaktion im *frisch-homologen Präparat*:

Die Osteocyten sind subperiostal abgestorben (Abb. 21), Osteoblastenaktivität, Osteoid- und Knochenbildung bleiben auf den Wirtsknochen beschränkt, während im umgebenden Mesenchym des Transplantates intensive Zellproliferation eingesetzt hat. Dicht gehäuft erscheinen große und kleine Rundzellen, die den Knochen direkt erodieren (Abb. 22). Prall mit Rundzellen gefüllte Gefäße dringen in die Corticalis und Osteotomiespalten ein. Entlang der Transplantat-Oberfläche herrscht verstärkter Knochenabbau in zahlreichen Howshipschen Lacunen mit Osteoclasten.

Im *autologen Transplantat* sind dagegen alle Osteocyten vital, an der periostalen und endostalen Knochenoberfläche herrscht rege Osteoblastentätigkeit, Osteoid- und Knochenbildung (Abb. 23).

Beide Transplantate werden von der Peripherie her vascularisiert, eindringende Gefäße sind vor allem subperiostal zu erkennen (Abb. 24). Auffallend ist schon bei diesen und allen folgenden Präparaten bis zum

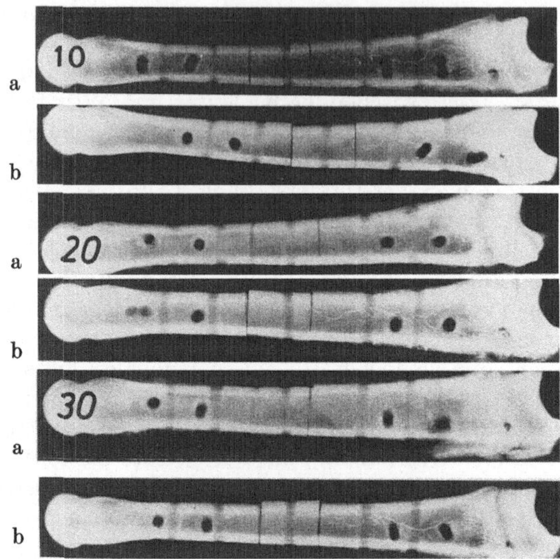

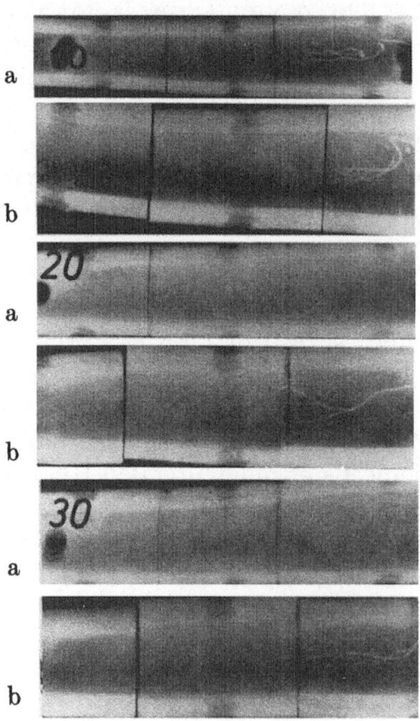

Abb. 17. Röntgenkontrollen der autologen (a) und homologen (b) Transplantate nach 10, 20 und 30 Tagen

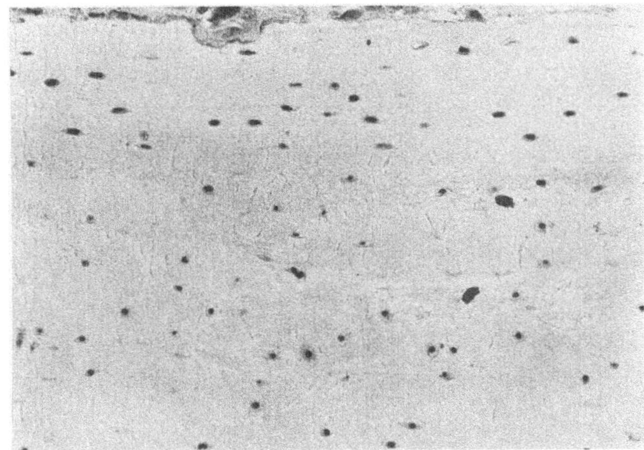

Abb. 18. Autologes Transplantat, 10 Tage post op. (s. Text). Längsschnitt 5 µ,
Masson-Goldner (160 ×)

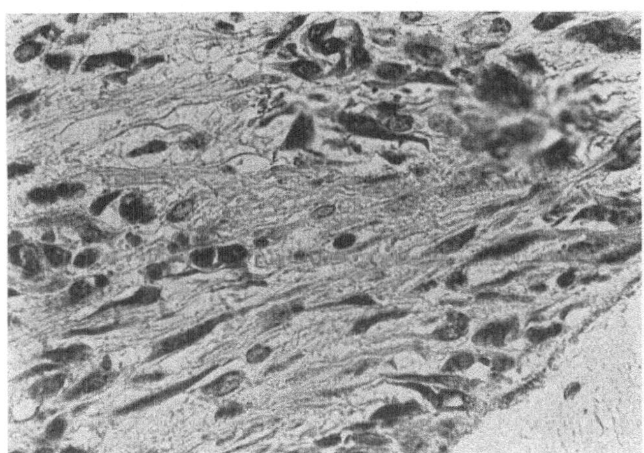

Abb. 19. Homologes Transplantat, 10 Tage post op. (s. Text). Längsschnitt 5 µ,
Masson-Goldner (250 ×)

60. Tag, daß auch bei ideal adaptiertem Osteotomiespalt Gefäßknospen
von periostal und endostal direkt in die Osteotomie eindringen und von
dort horizontale Äste in die Corticalis abgeben, so daß die Revascularisierung der Osteotomie und des angrenzenden Transplantats bereits zu
einem sehr frühen Zeitpunkt erfolgt, lange bevor periostale Gefäße zur
Transplantatmitte vorgedrungen sind (Abb. 20 und 25). Fluorescenzmikroskopisch sind die Gefäßsprossen von einem feinen tetracy-
clinmarkierten Saum umgeben (Tafel I, 3 und 4). Gleichzeitig mit

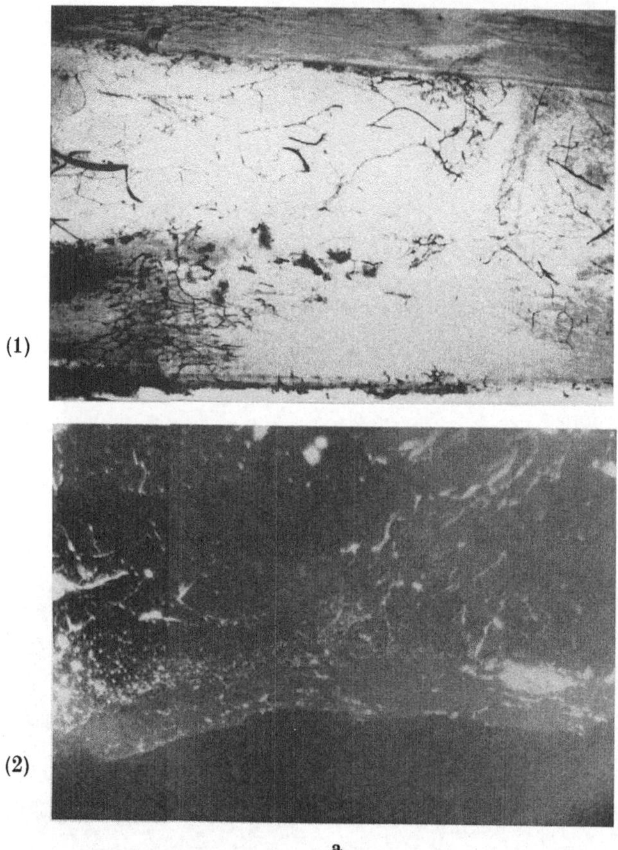

a

Abb. 20a u. b. Vascularisierung autologer (a) und homologer (b) Transplantate nach 45 Tagen (1) und 60 Tagen (2). Mikroangiogramm, Längsschnitt (0,5 mm) (× 3,2)

dem Eindringen der Gefäßknospe wird der Spalt mit Faserknochen versiegelt. Bei klaffendem Spalt ist dies nicht der Fall: anstelle der Gefäßknospe dringt Granulationsgewebe ein. Die Kanten der Fragmentenden werden durch massive Osteoclasie abgebaut und abgerundet. Später kann periostaler Callus den Defekt überbrücken, sonst bleiben die abgerundeten Enden reaktionslos getrennt.

*c) Nach 30 Tagen* erscheint im Röntgenbild der proximale Osteotomiespalt etwas verwaschen-undeutlich, ohne Callusbildung. Die Feinstruktur der Transplantate ist weiterhin unverändert (Abb. 17).

Histologisch ist die Immunreaktion im *frisch-homologen* Präparat noch stärker ausgeprägt. Auch subendostal sind die Osteocyten abgestorben, überlebende Osteocyten finden sich nur noch in Corticalismitte,

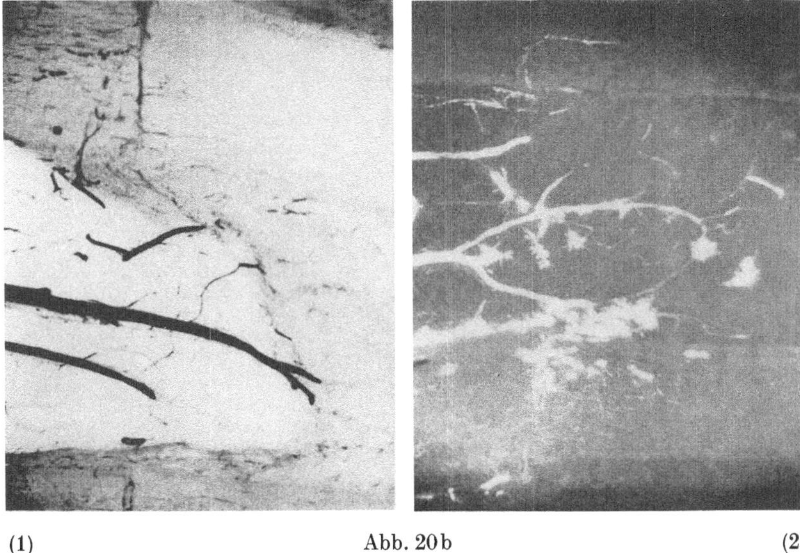

(1)  Abb. 20b  (2)

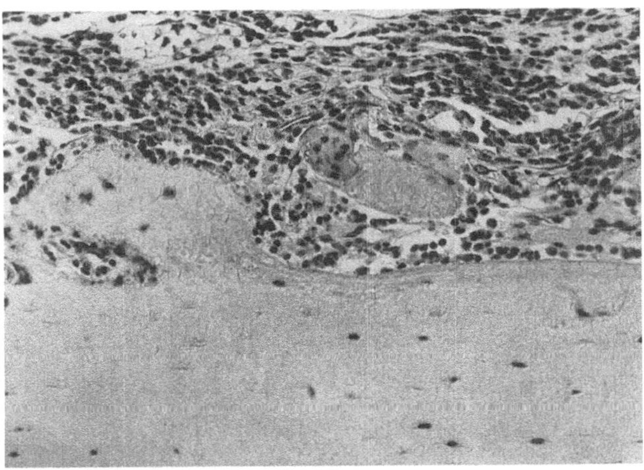

Abb. 21. Homologes Transplantat, 20 Tage. Subperiostal abgestorbene Osteocyten.
Rundzelleninfiltration, mehrkernige Osteoclasten. Längsschnitt 5 μ, M.-G. (160 ×)

allerdings schon mit den Zeichen der Zellagonie: Kernschrumpfung,
homogene Kernstruktur und wenig Cytoplasma (Abb. 26). Rund- und
Plasmazellinfiltrate und osteoclastische Resorption sind überall an der
äußeren Oberfläche und in den Gefäßen des Transplantats zu beob-
achten (Abb. 27 und 28), aber nur geringgradig an der inneren, endo-

5*

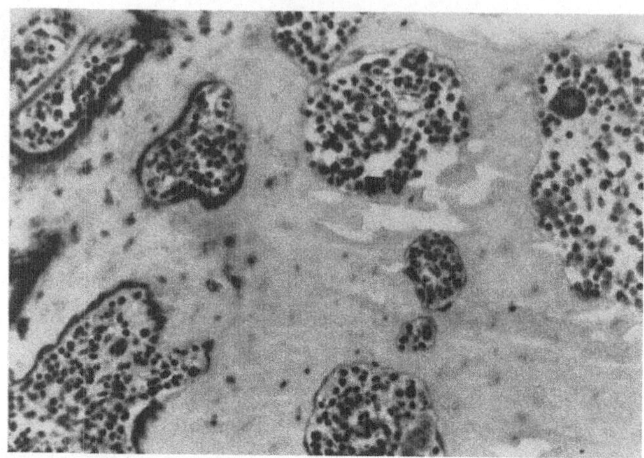

Abb. 22. Homologes Transplantat, 20 Tage. Rundzelleninfiltration, Querschnitt 5 μ, M.-G. (160 ×)

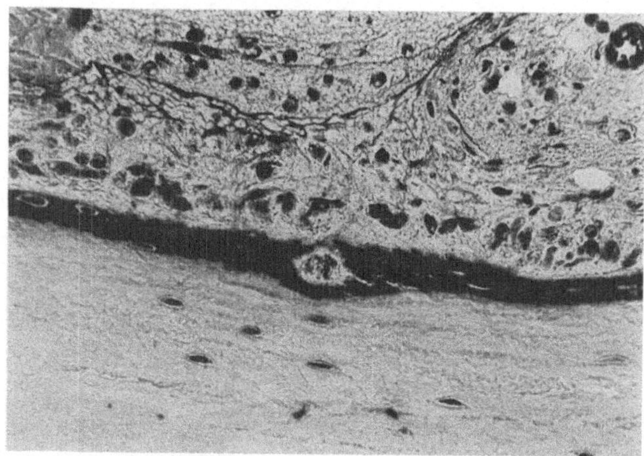

Abb. 23. Autologes Transplantat, 20 Tage. Endostale Knochenneubildung. Osteoid rot gefärbt. Längsschnitt 5 μ, M.-G. (250 ×)

stalen Oberfläche. Offensichtlich ist die Vascularisierung hier noch schwach ausgeprägt, so daß die Antikörperzufuhr verzögert erfolgt.

Die Vascularisierung des Osteotomiespaltes schreitet trotzdem unbehindert fort (Abb. 29). Die Gefäße im Transplantat sind dagegen leer, mit amorphem Material verschlossen oder mit Rundzellen und Osteoclasten gefüllt. Die periostale Revascularisierung ist im Vergleich zum autologen Transplantat viel geringer.

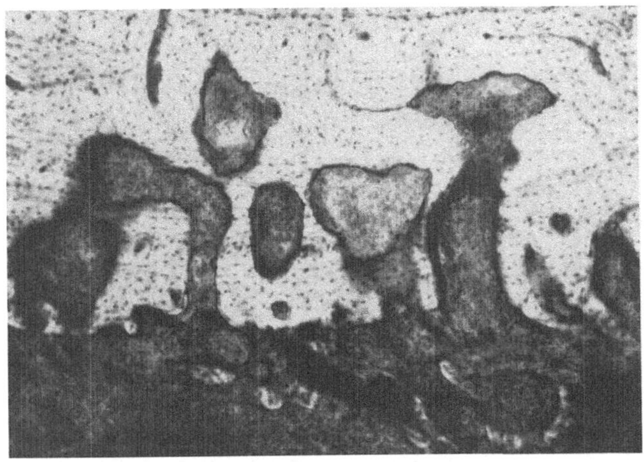

Abb. 24. Autologes Transplantat, 20 Tage. Periostale Vascularisierung. Querschnitt-
Schliffpräparat 90 μ. Bas. Fuchsin (60 ×)

*d) Nach 45 Tagen* sind die proximalen und distalen Osteotomiespalten verwaschen (Abb. 30).

Histologisch sind die Osteocyten des autologen Transplantats ebenso
wie nach 30 Tagen vital, mit Ausnahme einiger leerer Lacunen am
Osteotomiespalt (Tafel II, 1). Bemerkenswert ist jetzt ebenso wie in den
Präparaten nach 60 und 120 Tagen Versuchsdauer, daß die Vascularisierung, Knochenneubildung und der anschließende Transplantatumbau
im Haversschen System an der *plattenfreien* Corticalis des Transplantats
überwiegend von *periostal* erfolgt. Die *plattentragende* Corticalis wird
dagegen fast ausschließlich von *endostal* und in Längsrichtung vom
Osteotomiespalt vascularisiert und umgebaut (Abb. 20 und 25, Tafel II, 2).

Das *frisch-homologe Transplantat* zeigt wieder vermehrt eindringende
Gefäße in die Randzonen der Corticalis (Abb. 31). Die Osteocyten sind
abgestorben, Haversscher Umbau ist längsgerichtet im Transplantat zu
erkennen (Tafel II, 3).

*e) Nach 60 Tagen* stehen neben autologen und frisch-homologen
Transplantaten auch konserviert-homologe und maceriert-homologe
Transplantate zur Verfügung.

Im Röntgenbild sind die proximalen und z.T. auch die distalen
Osteotomien aller Präparate knöchern überbrückt, mit Ausnahme des
macerierten (= desantigenisierten) Transplantats, dessen relativ weite
Osteotomiespalten Resorption vermuten lassen. — Die Heilung verläuft
praktisch callusfrei. — Die homogen aufgehellte Struktur der Transplantate — besonders im autologen und frisch-homologen Präparat —
entspricht einer zunehmenden Vascularisierung (Abb. 32).

Im histologischen Schliffpräparat zeigen die Osteotomien der frischen
und konservierten Transplantate *Primärheilung*: die plattenseits spalt-

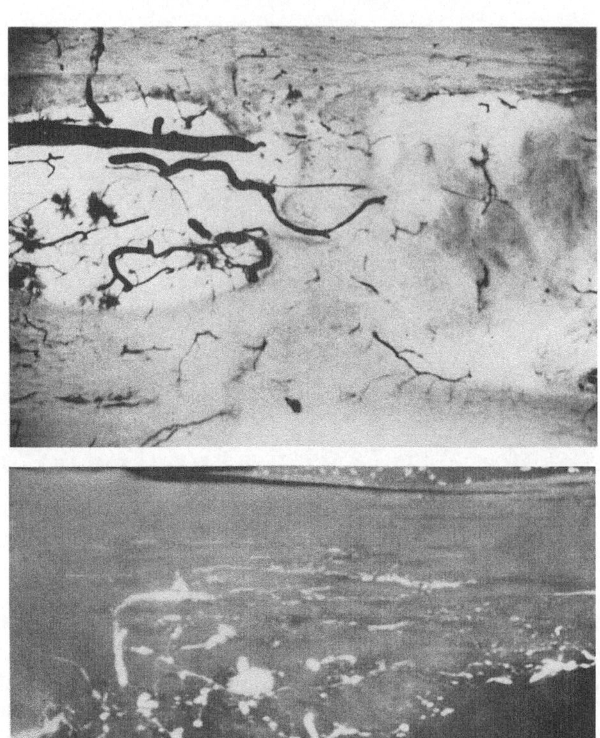

a

Abb. 25 a u. b. Endostale Vascularisierung kältekonservierter (a) und Cialit-konservierter (b) homologer Transplantate, 60 Tage post op. Transplantat jeweils *rechts* im Bild. Mikroangiogramm, Längsschnitt (0,5 mm) (8 ×)

frei adaptierten Corticalisflächen werden durch längsgerichteten Haversschen Umbau direkt überbrückt. Die neugebildeten Lamellen sind im autologen Präparat vorwiegend tetracyclin-markiert, die Mineralisation fand also schon am 30. postoperativen Tag statt (Tafel II, 4). In den frisch- und konserviert-homologen Transplantaten überwiegt dagegen Calceinmarkierung (60. Tag).

Die *plattenfreie* Corticalis des Transplantats zeigt häufiger *Spaltheilung*: senkrecht zur Längsachse ist der verbliebene Spalt mit lamellärem Knochen aufgefüllt und verkittet (Abb. 33), horizontal erfolgt dann der längsgerichtete Haverssche Umbau. Im autologen Präparat ist der Lamellenknochen tetracyclin-markiert, in den übrigen Präparaten tetracyclin- und calcein- oder nur calcein-markiert (Tafel III, 1).

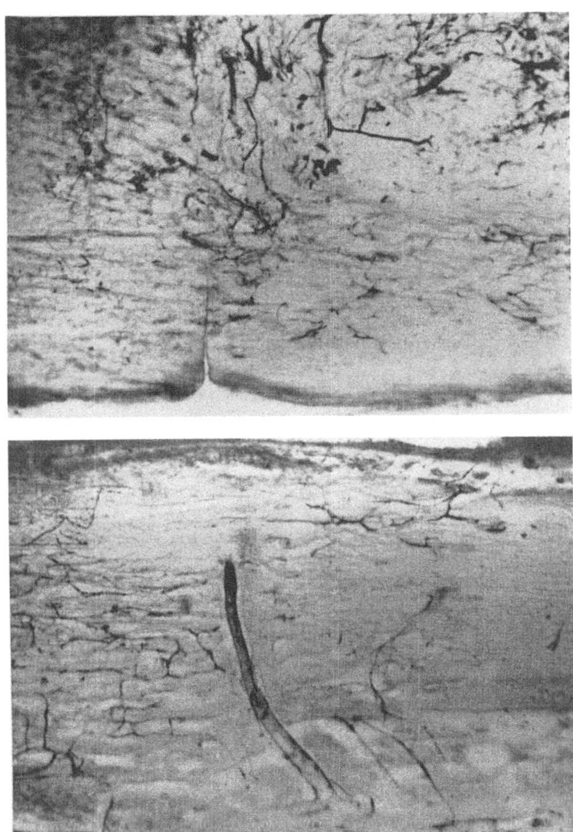

Abb. 25 b

In den *maceriert-homologen* Präparaten ist auch bei idealem Kontakt (Tafel III, 2) kein Durchbau der Osteotomien zu erkennen, einige Osteotomiespalten sind mit schwach fluorescierendem Geflecht- oder Lamellenknochen gefüllt.

Vascularisierung, Knochenneubildung und Umbau der Transplantate erfolgen auf der Plattenseite vorwiegend von endostal und längsgerichtet im Haversschen System und vom Osteotomiespalt aus, an der plattenfreien Corticalis dagegen vor allem von periostal. Am stärksten werden die autologen Transplantate umgebaut, etwa $^1/_3$ der Querschnittsfläche in Transplantatmitte und nahezu 100% der Haversschen Kanäle in Längsrichtung sind markiert (Tafel III, 3). An 2. Stelle folgt mit weitem Abstand der tiefkühlkonservierte, dann der cialit-konservierte Knochen, der vorerst nur in den periostalen und endostalen Randzonen und in Längsrichtung im Haversschen System auf einer Strecke von etwa $^1/_4$ der Transplantatlänge umgebaut wird. In den frisch-homologen Trans·

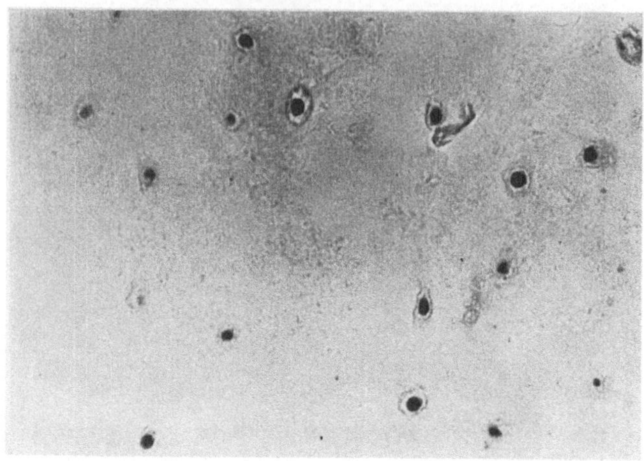

Abb. 26. Homologes Transplantat, 30 Tage. Osteocyten in Transplantatmitte. „Zell-Agonie". Längsschnitt 5 µ, M.-G. (400 ×)

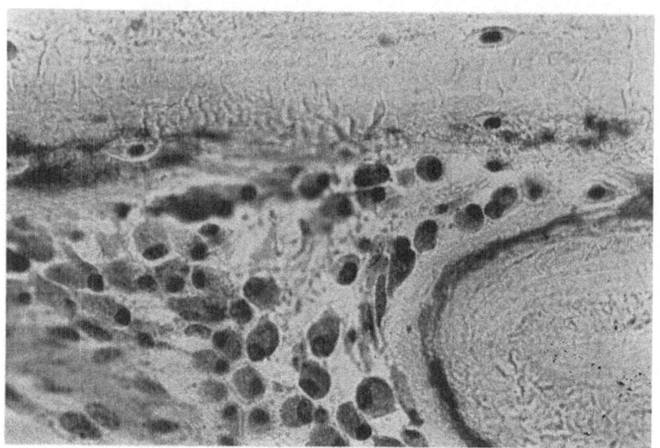

Abb. 27. Homologes Transplantat, 30 Tage. Gefäß mit Plasmazellen. Längsschnitt 5 µ, M.-G. (400 ×)

plantaten hat der Haverssche Umbau gerade die proximale Osteotomie überschritten, z.T. wird der distale Osteotomiespalt überhaupt erst vascularisiert. In Transplantatmitte beginnt der Umbau peripher, z.T. wird die Corticalis noch osteoclastisch abgebaut. In den macerierten Transplantaten überwiegt periostal und endostal die Resorption, Knochenneubildung ist nur spärlich vorhanden (Abb. 34).

Die *instabilen Transplantate* sind teilweise gebrochen (Abb. 35). Periostal, endostal und in den Osteotomiespalten hat sich gefäßreiches

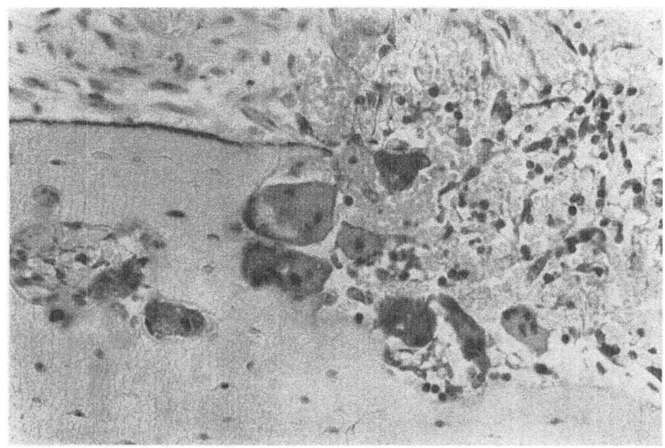

Abb. 28. Homologes Transplantat, 30 Tage. Periostale Osteoclastenresorption.
Längsschnitt 5 μ, M.-G. (250 ×)

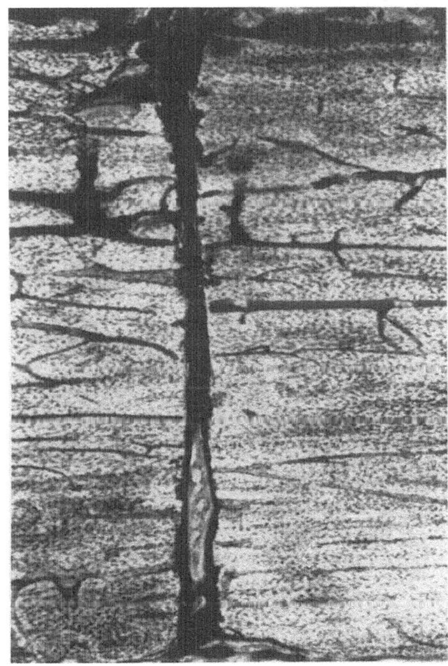

Abb. 29. Homologes Transplantat, 45 Tage. Revascularisierung des Osteotomiespaltes, Transplantat links im Bild. Längsschnitt, Gefäßfüllung. Schliffpräparat,
bas. Fuchsin (25 ×)

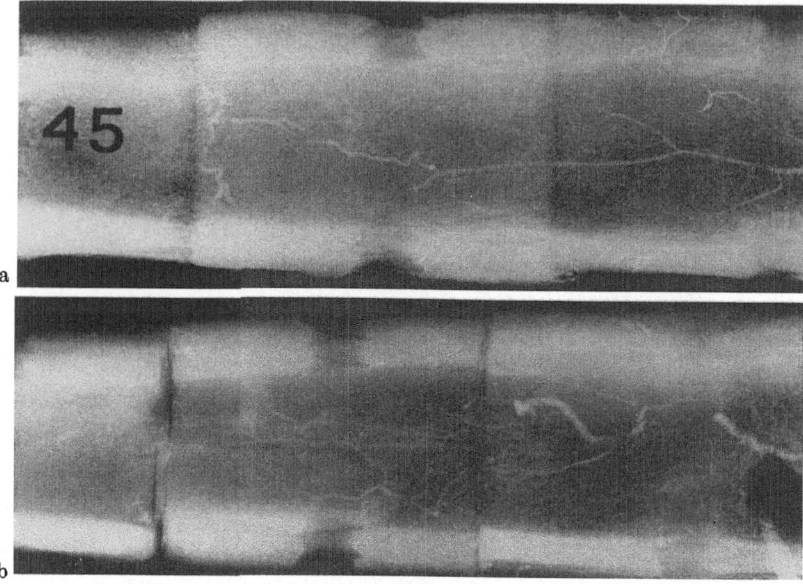

Abb. 30 a u. b. Röntgenbild und Gefäßfüllung. Präparat 45 Tage. a autolog,
b homolog

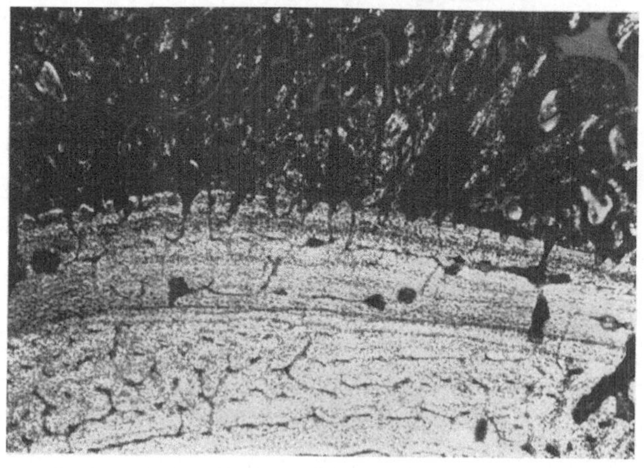

Abb. 31. Homologes Transplantat, 45 Tage. Periostale Vascularisierung, Querschnitt-Schliffpräparat 90 µ. Bas. Fuchsin. Gefäßfüllung. (25 ×)

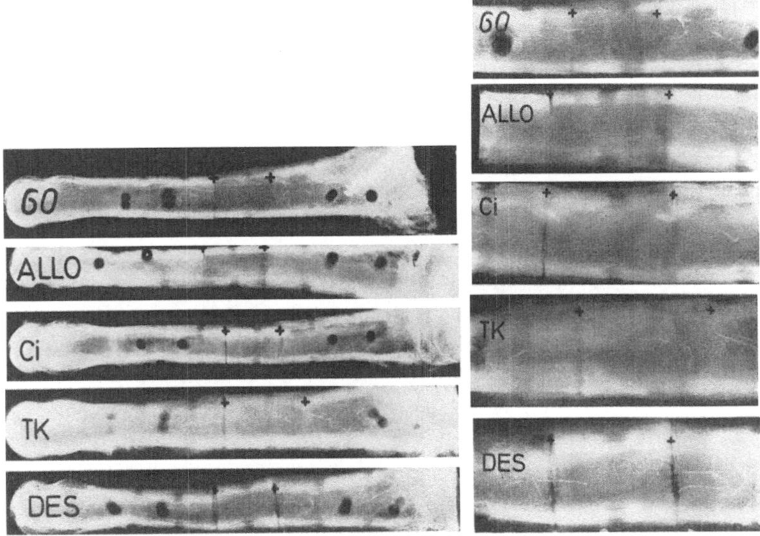

Abb. 32. Röntgenbild. Präparate 60 Tage. Zahl = autolog, *Allo* homolog (allogen), *Ci* Homolog-Cialitkonservierung, *TK* Homolog-Tiefkühlkonservierung *DES* homolog-desantigenisiert (= maceriert)

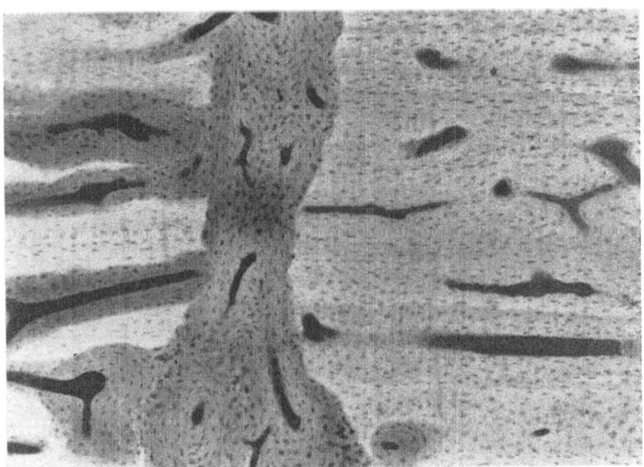

Abb. 33. Autologes Transplantat, 60 Tage. Spaltheilung. Der klaffende distale Spalt ist mit Lamellenknochen ausgefüllt. Beginnender Haversscher Umbau. (Transplantat links im Bild). Längsschnitt. Schliffpräparat 55 μ, Mikroradiogramm. (60 ×)

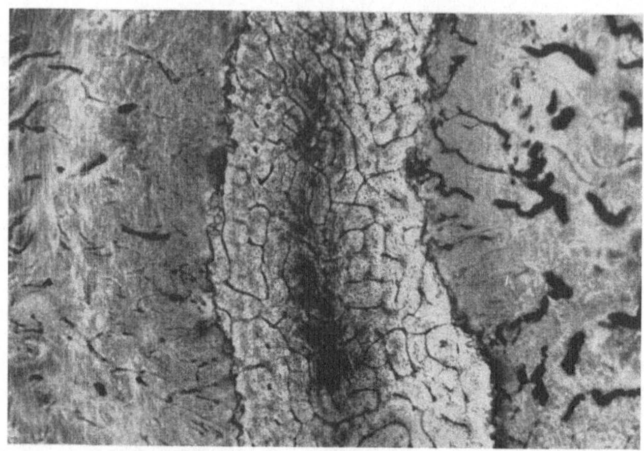

Abb. 34. Maceriertes Tr., 60 Tage. Endostale und periostale Resorption, keine Knochenneubildung. Querschnitt. Schliffpräparat 100 μ, bas. Fuchsin und Gefäßfüllung. Auflicht (8 ×)

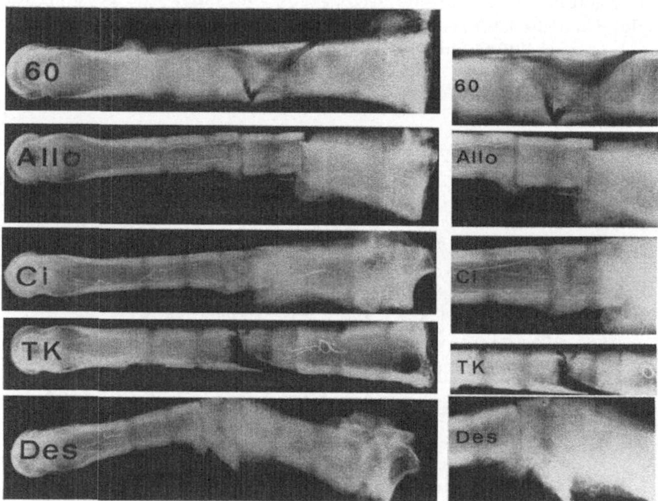


Abb. 35. Röntgenbild instabiler Präparate, 60 Tage. Die Transplantate sind z.T. gebrochen

Bindegewebe gebildet, das die Transplantate wie eine Kapsel umschließt und lebhaft resorbiert. Das autologe Transplantat ist bereits auf die Hälfte seiner ursprünglichen Größe reduziert und wirkt als toter Sequester (Abb. 36). Bei einigen Präparaten folgt auf die Bindegewebsschicht peripher ein Callusmantel, der aber keinen Kontakt zum Transplantat hat.

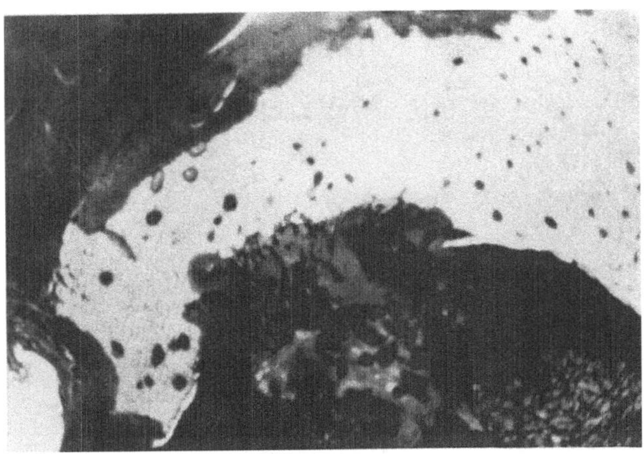

Abb. 36. Autologes Transplantat, 60 Tage. Instabilität mit Resorption des sequestrierten Transplantats. Wenig Knochenneubildungsherde im sequestrierten Transplantat, die bindegewebige Resorption überwiegt die Regeneration. Querschnitt-
Schliffpräparat 100 μ. Bas. Fuchsin und Gefäßfüllung. Auflicht (4 ×)

*f) Nach 120 Tagen* sind röntgenologisch alle Osteotomien vollkommen
knöchern durchgebaut, auch die des macerierten (= desantigenisierten)
Transplantats. Die Strukturdichte hat sich im autologen Transplantat
wieder normalisiert, in den konservierten bleibt sie dagegen noch herab-
gesetzt. Auffallend ist die erhöhte homogene Dichte des macerierten
Transplantats mit Verlust der Feinstruktur, so daß der Knochen milch-
glasartig wirkt (Abb. 37).

Histologisch sind die Osteotomien angedeutet nur noch dort zu erkennen, wo Spaltheilung mit markierten, transversalen Osteonen eingetreten ist. Die *autologen Transplantate* werden sowohl in Längsrichtung als auch im Querschnitt diffus umgebaut (Abb. 38). Zahlreiche
Osteone mit Tetracyclin-Fluorescenz sind schon komplett, d. h. älter als
43 Tage, sekundäre Osteone zeigen Calceinmarkierung. Besonders lebhaft, aber harmonisch und ohne stärkere Porosität verläuft der Umbau
in der Corticalis unter der Platte (Tafel III, 4). Auf der Plattengegenseite überwiegt der periphere Umbau und Anbau mit unterschiedlicher
Porosität und relativ geringerer Umbaurate im Inneren der Corticalis.

Die *konserviert-homologen Transplantate* bieten prinzipiell dasselbe
Bild, insbesondere im Bereich der plattentragenden Corticalis. Die
meisten Osteone sind tetracyclin-markiert (Tafel IV, 1). Calceinmarkie-
rung überwiegt nur im Inneren der plattenfreien Corticalis. Hier ist der
Umbau auch inhomogen, teils diffus, teils fleckförmig mit Inseln toter
Knochensubstanz. Insgesamt verläuft der Umbau in den konservierten
Transplantaten ebenso lebhaft wie im autologen Transplantat.

Bei den *frisch-homologen Transplantaten* bestehen erhebliche Unterschiede zwischen den einzelnen Präparaten. 2 Präparate zeigen lebhaften

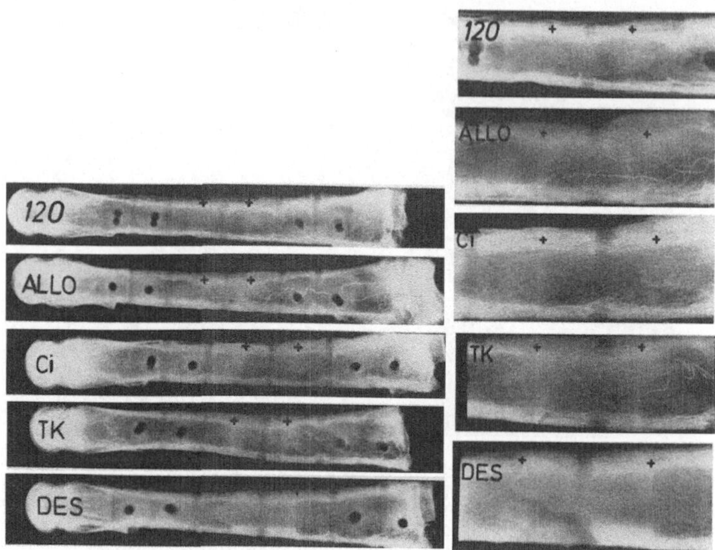

Abb. 37. Röntgenbild. Präparate 120 Tage

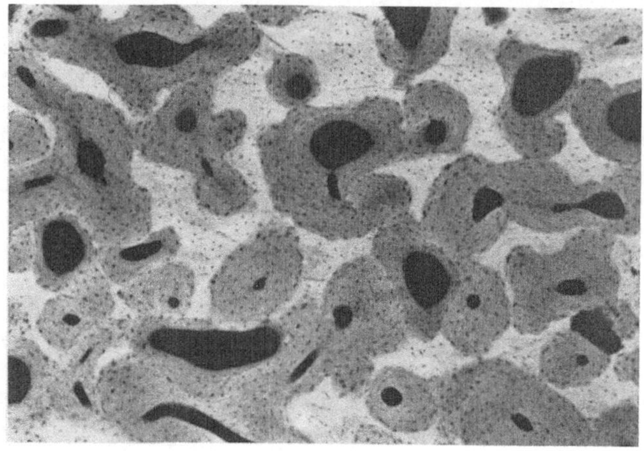

Abb. 38. Autologes Transplantat, 120 Tage. Lebhafte Regeneration, ausgehend von Haversschen Kanälen. Querschnitt. Schliffpräparat 55 μ. Mikroradiogramm (60 ×)

Umbau, jedoch nur auf der Plattenseite. Die Osteone sind fast ausschließlich calcein-markiert. Tetracyclinmarkierung findet sich nur in den Randzonen. Die plattenfreie Corticalis ist stärker spongiosiert. Im 3. und 4. Präparat ist dagegen der Umbau noch weit zurück, obwohl die Osteotomien in guter Adaptation verheilt sind. Die Transplantate

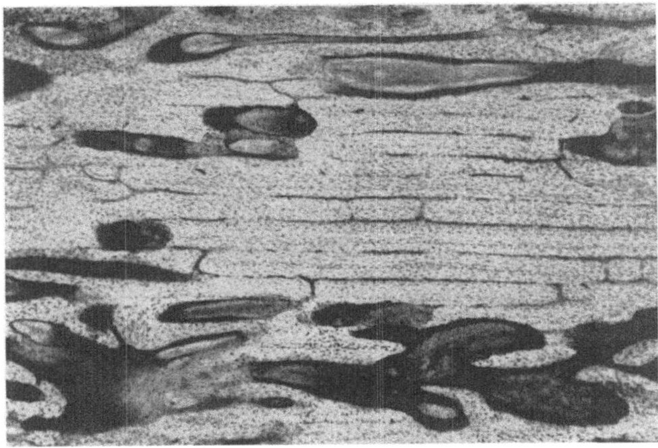

Abb. 39. Homologes Transplantat, 120 Tage. Transplantatumbau. Längsgerichteter Gefäßverlauf, vorwiegend endostale (unten) und periostale Vascularisierung. Längsschnitt. Schliffpräparat 90 μ. Bas. Fuchsin, Gefäßfüllung (40 ×)

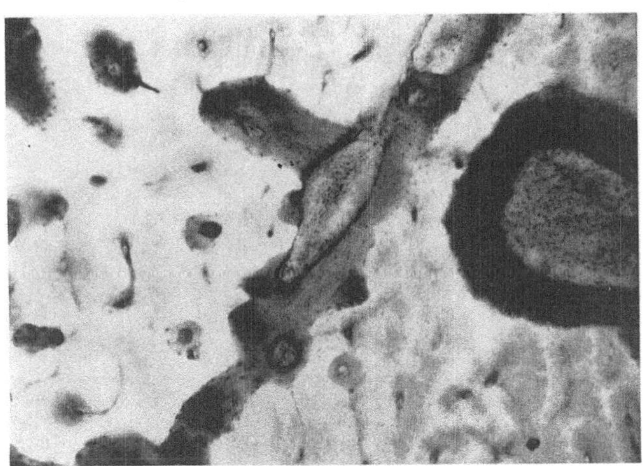

Abb. 40. Maceriertes Transplantat, 120 Tage. Geringe perivasculäre Knochenneubildung (dunkle Zonen), rechts Resorptionszylinder. Querschnitt. Schliffpräparat (40 ×)

werden revascularisiert, die Zahl der ausschließlich calcein-markierten Osteone ist aber gering (Abb. 39).

Auch in den *maceriert-homologen Transplantaten* sind die Osteotomien inzwischen durch Kontakt- oder Spaltheilung überbrückt. Der Knochen wird zwar vascularisiert, ein regelrechter Umbau mit Knochenneubildung ist aber nur in 2 von 3 Präparaten zu erkennen und beschränkt sich hier wiederum auf den bevorzugten Bereich der Corticalis unter der Platte (Abb. 40). Die *instabilen Transplantate* sind zu einem erheblichen Teil

E. Eigene experimentelle Untersuchungen

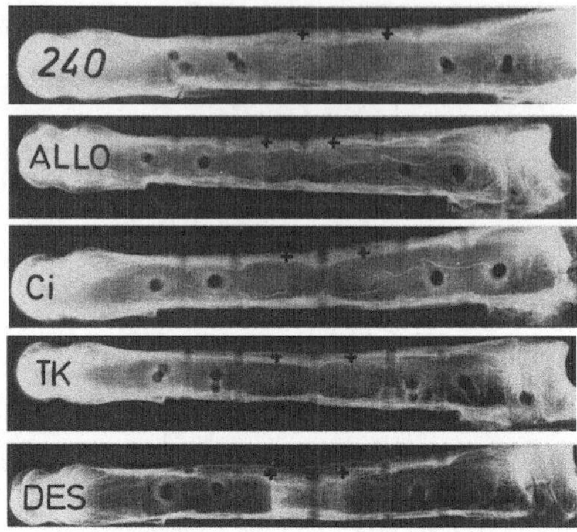


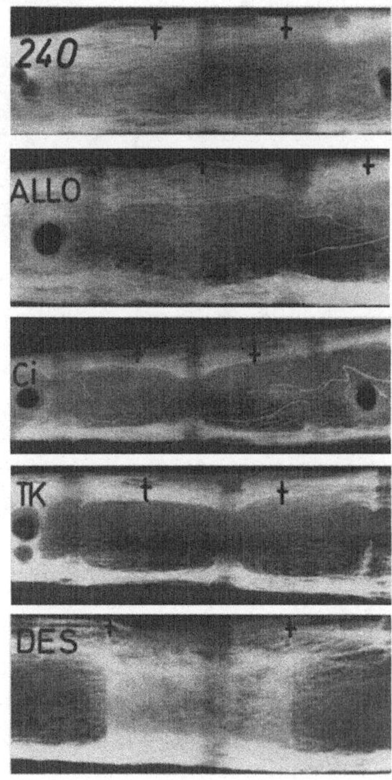


Abb. 41a u. b. Röntgenbild. Präparate 240 Tage. a Übersicht, b Ausschnitt

resorbiert und jetzt von dichtem Callus umgeben. Nur das autologe Transplantat wird schwach vascularisiert, die übrigen sind reaktionslos wie Sequester.

*g) Nach 240 Tagen* unterscheiden sich die Transplantate im Röntgenbild nur noch durch geringere Strukturdichte vom normalen Knochen, mit Ausnahme des macerierten Transplantats, das eine fleckförmig-verdichtete Struktur aufweist, die röntgenologisch der Knochennekrose entspricht (Abb. 41).

Histologisch zeigt das *autologe Transplantat* kompletten Durchbau mit markierten Osteonen bei jetzt herabgesetzter Umbaurate. Unter der Platte hat der Umbau offenbar zuerst begonnen, dort sind die meisten Osteone tetracyclin-markiert. Der Umbau ist auch jetzt weniger lebhaft, in gleichmäßiger Verteilung liegen neben den tetracyclin-markierten gelben Osteonen blaue (Calcein) und rote (Alizarin) (Tafel IV, 2).

Ähnlich sind wiederum die Verhältnisse in den *Cialit- und Tiefkühltransplantaten*. Auch hier ist der Umbau gleichmäßig und am stärksten in der plattentragenden Corticalis (Tafel IV, 3). Die *frisch-homologen Transplantate* zeigen ebenfalls verstärkte Knochenneubildung, allerdings verläuft der „schleichende Ersatz" nicht gleichmäßig, sondern nach wie vor „fleckförmig", so daß Inseln toten Knochens persistieren.

Die *maceriert-homologen Transplantate* werden nur geringgradig an der Peripherie remodelliert.

Die *instabilen Transplantate* sind bis auf Reste resorbiert und durch weitmaschigen Callus ersetzt.

*h) Nach 300 Tagen* hat die Knochenneubildung weiterhin zugenommen. Gleichzeitig schreitet die Spongiosierung fort. Im Röntgenbild ist die Verschmälerung und Auflockerung der Corticalis zu erkennen, vor allem unter der dorsalen Platte (Abb. 42), während die Gegenseite vermehrt Knochen anbaut (Abb. 43).

Histologisch ist in allen Transplantaten — mit Ausnahme des maceriert-homologen Präparates — gleichmäßiger Durchbau vorhanden. In den autologen Transplantaten ist die Zahl der aktiven Osteoide wesentlich geringer als in den übrigen Präparaten, bei etwa gleicher Spongiosierung. Dementsprechend ist die Knochenneubildungsrate in den frisch- und konserviert-homologen Transplantaten etwa doppelt so hoch wie in den autologen Transplantaten und konzentriert sich vor allem auf die nichtspongiosierten Abschnitte der plattenfreien Corticalis (Tafel IV, 4). Die maceriert-homologen Transplantate zeigen auch nach 300 Tagen keinen knöchernen Ersatz, die Zahl der Osteoide ist gering und beschränkt sich im wesentlichen auf die plattentragende Corticalis.

## 2. Morphometrie

Die quantitative Berechnung des neugebildeten Knochenvolumens und der Knochenbildungsrate erfolgt nach der auf S. 60 beschriebenen Methode. Die fluorescenz-mikroskopischen Untersuchungen wurden mit

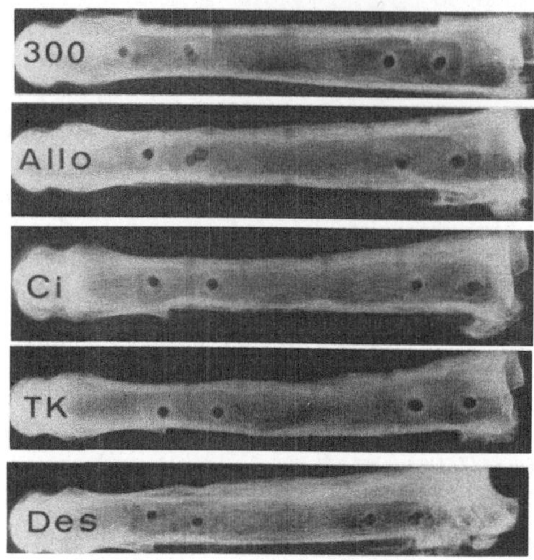


a

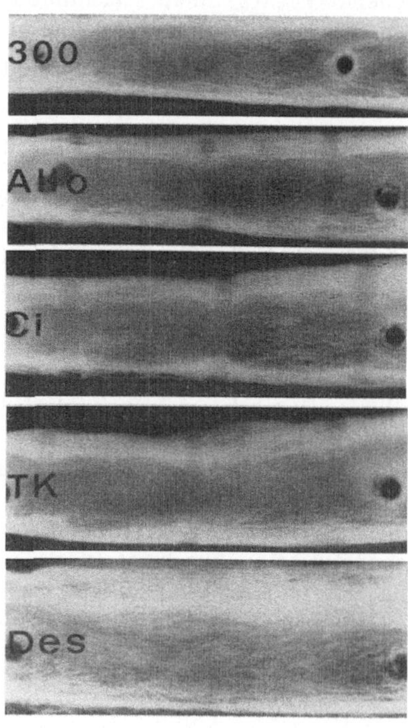


b

Abb. 42 a u. b. Röntgenbild. Präparate 300 Tage. Man erkennt die Verdünnung der Corticalis unter der dorsalen Platte. Verdickung der Gegenseite

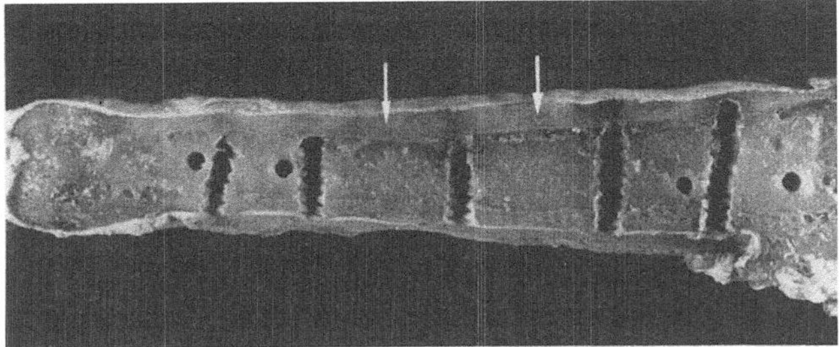

Abb. 43. Cialittransplantat, 300 Tage. Die Pfeile markieren die Grenzen des ursprünglichen Transplantats. Starke Verdünnung der Corticalis unter der dorsalen Platte (Zugseite), vermehrter Umbau auf der Gegenseite (Druckseite). Längsschnitt (1:1)

Tabelle 4. Knochenneubildung (%) (Einzelwerte, Mittelwerte)

| | 60 Tage | 120 Tage | 240 Tage | 300 Tage |
|---|---|---|---|---|
| Autogen ($=$ autolog) | 12,6 | 31,3 | 64,5 | 71,8 |
| | 25,4 | 42,6 | 47,9 | 67,5 |
| | 21,1 | 48,0 | 51,4 | 78,2 |
| | $\bar{x} = 19,7$ | $\bar{x} = 40,6$ | $\bar{x} = 54,6$ | $\bar{x} = 72,5$ |
| | $s_{\bar{x}} = \pm 3,7$ | $s_{\bar{x}} = \pm 4,9$ | $s_{\bar{x}} = \pm 5,0$ | $s_{\bar{x}} = \pm 3,1$ |
| Allogen ($=$ homolog) frisch | 0 | 31,5 | 34,8 | 76,8 |
| $\bar{x} = 3,9$ | | 21,9 | 36,8 | 66,8 |
| | 0 | $\bar{x} = 26,7$ | 45,5 | 67,6 |
| | | $s_{\bar{x}} = \pm 4,8$ | | |
| | | 7,2 | | |
| | | 5,0 | | |
| | $\bar{x} = 6,1$ | $\bar{x} = 39,05$ | $\bar{x} = 70,4$ | |
| | $s_{\bar{x}} = \pm 1,09$ | $s_{\bar{x}} = \pm 3,2$ | $s_{\bar{x}} = \pm 3,2$ | |
| Allogen (konserviert) Cialit 1:5000, 4°C | 0,8 | 33,4 | 68,5 | 62,8 |
| | 3,9 | 23,6 | 40,1 | 58,0 |
| | 5,2 | 30,5 | 47,5 | 58,0 |
| | | 26,3 | | |
| | $\bar{x} = 3,3$ | $\bar{x} = 28,5$ | $\bar{x} = 52,02$ | $\bar{x} = 60,4$ |
| | $s_{\bar{x}} = \pm 1,3$ | $s_{\bar{x}} = \pm 2,1$ | $s_{\bar{x}} = \pm 8,5$ | $s_{\bar{x}} = \pm 2,4$ |
| Allogen (konserviert) Tiefkühlung $-25°$C | 1,6 | 43,9 | 42,3 | 60,3 |
| | 4,0 | 37,0 | 48,3 | 59,4 |
| | 8,2 | 23,0 | 37,1 | |
| | $\bar{x} = 4,6$ | $\bar{x} = 34,6$ | $\bar{x} = 42,6$ | $\bar{x} = 59,9$ |
| | $s_{\bar{x}} = +1,3$ | $s_{\bar{x}} = \pm 6,1$ | $s_{\bar{x}} = \pm 3,2$ | $s_{\bar{x}} = \pm 0,4$ |
| Allogen (desantigenisiert) Macerationsverfahren Maatz-Bauermeister | 0 | 1,3 | 2,8 | 14,0 |
| $\bar{x} = 2,6$ | | 2,3 | 0 | 4,2 |
| | | 6,0 | 1,4 | 17,0 |
| | | $\bar{x} = 3,2$ | $\bar{x} = 2,1$ | $\bar{x} = 11,7$ |
| | | $s_{\bar{x}} = \pm 1,4$ | $s_{\bar{x}} = \pm 0,7$ | $s_{\bar{x}} = \pm 3,8$ |

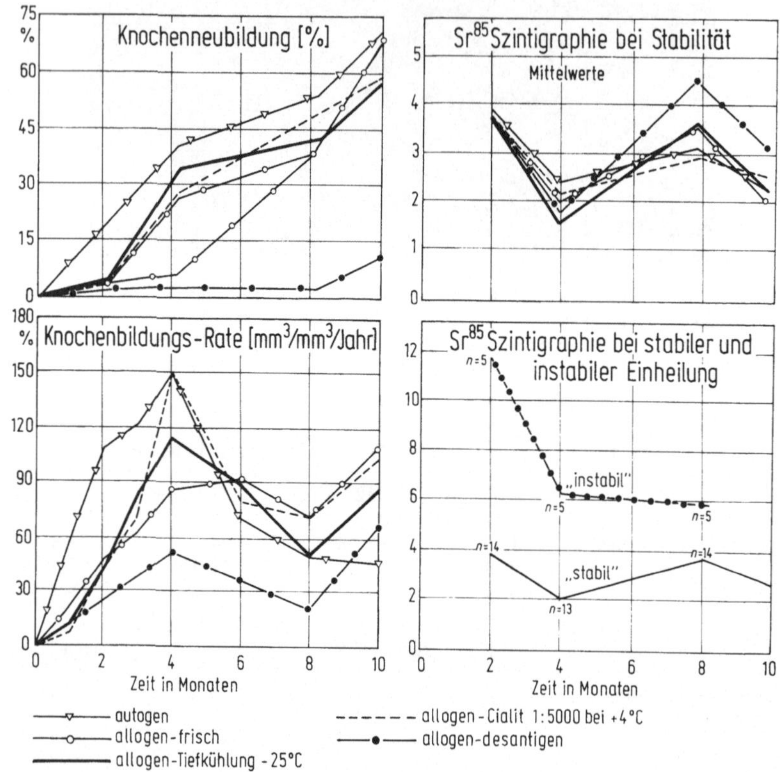



Abb. 44. Erklärung s. Text

einem Zeiss-Fluorescenz-Mikroskop mit der Filterkombination UG 1/BG 38/K 410 ausgeführt.

*a) Knochenneubildung*

Der prozentuale Anteil neugebildeten Knochens an der Gesamtmenge vorhandener Knochensubstanz wurde jeweils an 6 kompletten Querschnitten in Transplantatmitte bestimmt. In Tabelle 4 sind die Einzel- und Mittelwerte je Versuchstier und -gruppe dargestellt. Berücksichtigt wurden nur Transplantate mit stabiler Einheilung, die instabilen Transplantate konnten nicht einbezogen werden, da die Knochenneubildung nicht primär im Transplantat stattfindet, sondern sekundär über Callusbildung. Zusammengefaßt ergeben sämtliche Werte den Kurvenverlauf in Abb. 44.

Erhebliche Abweichungen der Einzelwerte vom Mittelwert bestehen vor allem in den 60 Tage-Gruppen und nach 120 Tagen in der Gruppe frisch-homologer Transplantate. Die Streuung in den 60 Tage-Gruppen ist dadurch zu erklären, daß die Knochenneubildungsherde nicht diffus über den ganzen Querschnitt verteilt einzeln und nacheinander auftreten, sondern gleichzeitig in kleinen Gruppen, so daß geringe zeitliche Unterschiede im Beginn der Knochenneubildung Differenzen bis 10% ergeben können. Die erhebliche Streuung in der frisch-homologen Gruppe nach 120 Tagen ist wahrscheinlich durch unterschiedliche Histokompatibilität der unausgewählten Transplantationspartner bedingt. Es wurden daher 2 Mittelwerte gebildet, die im Kurvenverlauf eingetragen sind und möglicherweise die Knochenneubildung bei schwacher und starker Immunreaktion zum Ausdruck bringen.

Die autologen Transplantate haben nach 60 Tagen einen deutlichen Vorsprung. Trotz Entfernung des Periost, Endosts und Knochenmarks ist sicher anzunehmen, daß osteoblastäre Zellelemente sowohl an den Oberflächen als auch in den Haversschen Kanälen überlebt und eine frühe Osteogenese eingeleitet haben. Derselbe Vorgang wird in den frisch-homologen Transplantaten vor dem 20. Tag durch Immunreaktion zum Stillstand gebracht.

Für die frisch-homologen und konservierten Transplantate setzt die Osteogenese erst wesentlich später ein, nach 4—6 Wochen. Inzwischen sind Gefäße aus dem Wirtsknochen und von periostal eingedrungen und haben mit der Resorption begonnen. Induzierte Mesenchymzellen differenzieren sich zu Osteoclasten und Osteoblasten. Der Resorption folgt die Osteogenese, die nach 30 Tagen in den Randzonen der konservierten Transplantate beginnt und rasch ansteigend mit den autologen Transplantaten parallel verläuft. Bei den frisch-homologen Transplantaten ist die weitere Entwicklung offensichtlich von der Histokompatibilität abhängig. Solange noch Antigenfreisetzung stattfindet, kommt die Osteogenese nur langsam voran.

Die macerierten Transplantate, deren ungeformte Grundsubstanz zerstört ist, besitzen keine osteoinduktive Wirkung. Eine knöcherne Regeneration findet daher praktisch nicht statt, sondern lediglich die Vascularisierung mit geringer Regeneration in den Randzonen, erheblicher Resorption und verzögertem appositionellen Ersatz.

Nach 240 und 300 Tagen ist die Knochenneubildung in den frisch-homologen und konservierten Transplantaten gleichweit fortgeschritten, die bestehenden Unterschiede sind wahrscheinlich durch die kleine Zahl der Versuchstiere pro Gruppe bedingt. Auch der Abstand zur autologen Gruppe ist statistisch nicht zu sichern.

*b) Knochenbildungsrate*

Die Knochenbildungsrate kennzeichnet die Intensität, mit der zu einem gegebenen Zeitpunkt neuer Knochen gebildet wird. Nicht die Gesamtmenge neugebildeter Knochensubstanz wird ermittelt, sondern das Gesamtvolumen der zu einem bestimmten Zeitpunkt aktiven Knochenbildungsherde.

Die Einzel- und Mittelwerte sind in Tabelle 5 dargestellt. Jeder Wert entspricht einer zu diesem Zeitpunkt fluorescenzmarkierten Osteoidgeneration. In einem Transplantat können bis zu 3 Generationen erfaßt werden, z.B.:

Tetracyclin-Markierung nach 90 Tagen,
Calcein-Markierung nach 180 Tagen,
Alizarin-Markierung nach 240 Tagen.

Trotz hoher Meßgenauigkeit streuen die ermittelten Einzelwerte entsprechend individuellen Schwankungen. Im Kurvenverlauf (Abb. 44) kommen jedoch die Grundtendenzen klar zum Ausdruck: Nach anfänglicher Verzögerung verlaufen die Kurven der autologen und konservierten Transplantate wiederum parallel. Alle Transplantate erreichen den Höhepunkt der Regenerationsphase nach 120 Tagen und den Höhepunkt der Adaptationsphase nach 300 Tagen.

*Nach 120 Tagen* entspricht der Gipfel im histologischen Bild dem kompletten Haversschen Durchbau aller Osteotomien und der Mehrzahl der Transplantate.

*Nach 240 Tagen* ist die knöcherne Regeneration der Transplantate weitgehend abgeschlossen, obwohl Inseln toten Knochens persistieren. Damit beginnt die Phase des strukturellen Umbaus, die nach *300 Tagen* ihren Höhepunkt erreicht. Zu diesem Zeitpunkt ist in allen Transplantaten eine erhebliche Spongiosierung der plattentragenden Corticalis und des angrenzenden Wirtsknochens unter der Platte eingetreten, mit appositionellem und interstitiellem Wachstum im plattenfreien Corticalisabschnitt. Dem lebhaften Umbau entspricht die Steigerung der Knochenbildungsrate. Eine Ausnahme machen allerdings die autologen Transplantate, deren spongiöser Umbau früher eingesetzt hat und jetzt schon nahezu abgeschlossen ist.

### 3. $Sr^{85}$-Szintigraphie

Die in den Tabellen 6 und 7 dargestellten Werte sind Quotienten der gemessenen Aktivitäten über dem Transplantat und dem korrespondierenden Abschnitt der gesunden Gegenseite.

*Bei stabiler Einheilung* ist die Strontiumspeicherung in allen Gruppen bis zum 60. Tag am stärksten ausgeprägt. In dieser Frühphase erfolgt die Einlagerung vor allem im Bereich der Osteotomien, wo verstärkter Knochenumbau und -durchbau mit periostaler und endostaler Reaktion und Bildung von untermineralisiertem Knochen eingesetzt hat. Die Höchstwerte werden vermutlich in den ersten 3 Wochen erreicht, obwohl die geringe Zahl der Messungen keine sichere Aussage zuläßt. Dann sinkt die Speicherrate bis zum 120. Tag auf ihren relativ niedrigsten Wert in allen Gruppen, während die Knochenbildungsrate — proportional dem Gesamtvolumen aktiver, mineralisierender Osteoide — zu diesem Zeitpunkt ihren höchsten Stand erreicht. Strontium wird zwar ebenso wie Calcium und Tetracyclin in der Mineralisationsfront der Osteoide eingelagert. Die maximale Mineralisation von 70—80% die beim normalen Knochenumbau an der Demarkationslinie (= Mineralisationsfront) innerhalb von 10 Tagen erfolgt, wird bei gesteigertem Knochenumbau und in der Regenerationsphase eines Transplantats aber nicht erreicht (Stringa und Mignani, 1967; Weinmann und Sicher, 1955; Vitalli, 1970).

Tabelle 5. Knochen-Bildungs-Raten $mm^3/mm^3$/Jahr (%) (Einzelwerte, Mittelwerte)

| | 30 Tage | 60 Tage | 90 Tage | 120 Tage | 180 Tage | 240 Tage | 300 Tage |
|---|---|---|---|---|---|---|---|
| Autogen<br>(= autolog) | 100,0<br>16,0 | 82,1<br>175,0<br>83,0<br>93,0 | 144,0<br>77,0<br><br>142,0 | 178,0<br>154,0<br>137,0<br>127,0 | 71,0<br>68,0 | 56,6<br>54,6<br><br>36,4 | 46,9<br>55,0<br><br>34,0 |
| | $\bar{x}=58,0$<br>$s_{\bar{x}}=\pm 12,1$ | $\bar{x}=108,3$<br>$s_{\bar{x}}=\pm 22,3$ | $\bar{x}=121,0$<br>$s_{\bar{x}}=\pm 22,0$ | $\bar{x}=149,0$<br>$s_{\bar{x}}=\pm 11,2$ | $\bar{x}=69,5$<br>$s_{\bar{x}}=\pm 1,5$ | $\bar{x}=49,2$<br>$s_{\bar{x}}=\pm 6,4$ | $\bar{x}=45,3$<br>$s_{\bar{x}}=\pm 6,1$ |
| Allogen<br>(= homolog) frisch | $\bar{x}=21,3$ | 57,7<br>30,0<br>54,0 | 62,0<br>64,0 | 145,0  48,0<br>76,4  81,0<br>75,2  93,0<br>86,8 | 70,0<br>114,0 | 86,0<br>61,0<br>64,0 | 106,0<br>122,0<br>97,2 |
| | | $\bar{x}=47,2$<br>$s_{\bar{x}}=\pm 8,7$ | $\bar{x}=63,0$<br>$s_{\bar{x}}=\pm 1,0$ | $\bar{x}=86,5$<br>$s_{\bar{x}}=\pm 11,2$ | $\bar{x}=92,0$<br>$s_{\bar{x}}=\pm 22,1$ | $\bar{x}=70,3$<br>$s_{\bar{x}}=\pm 7,9$ | $\bar{x}=108,4$<br>$s_{\bar{x}}=\pm 7,3$ |
| Allogen<br>(konserviert)<br>Cialit 1:5000, 4°C | $\bar{x}=7,0$ | 52,8<br>46,7<br>42,8<br>51,0 | 32,3  107,0<br>40,0  44,0<br>60,0 | 178,0<br>174,0<br>94,0<br>154,0 | 79,0<br>52,0<br>45,0<br>140,0 | 87,5<br>67,0<br>56,7<br>69,0 | 108,0<br>96,0 |
| | | $\bar{x}=44,3$<br>$s_{\bar{x}}=\pm 3,1$ | $\bar{x}=70,3$<br>$s_{\bar{x}}=\pm 18,9$ | $\bar{x}=150,0$<br>$s_{\bar{x}}=\pm 19,4$ | $\bar{x}=79,0$<br>$s_{\bar{x}}=\pm 21,6$ | $\bar{x}=70,1$<br>$s_{\bar{x}}=\pm 6,4$ | $\bar{x}=102,0$<br>$s_{\bar{x}}=\pm 6,0$ |
| Allogen<br>(konserviert)<br>Tiefkühlung −25°C | 15,2<br>9,5 | 28,1  44,0<br>38,8  69,6<br>37,0<br>39,0 | 117,0<br>66,0<br>68,0 | 130,0<br>128,0<br>79,0<br>119,0 | 76,0<br>53,0<br>137,5 | 51,4<br>69,0<br>31,0 | 95,0<br>76,4 |
| | $\bar{x}=12,4$<br>$s_{\bar{x}}=\pm 2,9$ | $\bar{x}=42,8$<br>$s_{\bar{x}}=\pm 5,8$ | $\bar{x}=83,7$<br>$s_{\bar{x}}=\pm 16,7$ | $\bar{x}=114,0$<br>$s_{\bar{x}}=\pm 11,9$ | $\bar{x}=88,8$<br>$s_{\bar{x}}=\pm 25,3$ | $\bar{x}=50,5$<br>$s_{\bar{x}}=\pm 11,0$ | $\bar{x}=85,7$<br>$s_{\bar{x}}=\pm 9,3$ |
| Allogen<br>(desantigenisiert)<br>Macerations-<br>verfahren<br>Maatz-Bauermeister | | 25,6<br>25,0 | | 43,3  34,0<br>33,3  59,0<br>93,0  43,5 | | $\bar{x}=20,6$ | 25,2<br>52,0<br>119,0 |
| | | $\bar{x}=25,3$<br>$s_{\bar{x}}=\pm 0,3$ | | $\bar{x}=51,0$<br>$s_{\bar{x}}=\pm 9,3$ | | | $\bar{x}=65,4$<br>$s_{\bar{x}}=\pm 27,9$ |

Tabelle 6. $Sr^{85}$ Szintigraphie bei Stabilität ohne wesentliche Callusbildung (Einzelwerte, Mittelwerte, Standardabweichung)

| | 60 Tage | | 120 Tage | | 240 Tage | | 300 Tage | |
|---|---|---|---|---|---|---|---|---|
| Autogen (= autolog) | 2,99<br>4,79 | $\bar{x} = 3,89$ | 3,09<br>1,66 | $\bar{x} = 2,37$ | 3,29<br>3,26<br>2,56 | $\bar{x} = 3,03$ | 2,02<br>1,81<br>2,78 | $\bar{x} = 2,20$ |
| Allogen (= homolog) frisch | 2,83<br>3,46<br>4,91 | $\bar{x} = 3,73$ | 2,39<br>1,56<br>1,94 | $\bar{x} = 1,96$ | 2,66<br>4,74<br>3,07 | $\bar{x} = 3,49$ | 2,15<br>2,08<br>1,59 | $\bar{x} = 1.94$ |
| Allogen (konserviert)<br>Cialit 1:5000, 4°C | 4,29<br>2,24<br>4,68 | $\bar{x} = 3,73$ | 2,19<br>2,42<br>1,76 | $\bar{x} = 2,12$ | 3,53<br>2,14<br>2,93 | $\bar{x} = 2,86$ | 1,98<br>2,96 | $\bar{x} = 2,47$ |
| Allogen (konserviert)<br>Tiefkühlung −25°C | 3,66<br>2,47<br>5,01 | $\bar{x} = 3,71$ | 2,04<br>1,06 | $\bar{x} = 1,55$ | 3,33<br>3,86 | $\bar{x} = 3,59$ | 2,30<br>2,08 | $\bar{x} = 2,19$ |
| Allogen (desensibilisiert)<br>Macerationsverfahren<br>Maatz-Bauermeister | 2,82<br>3,04<br>5,30 | $\bar{x} = 3,72$ | 1,75<br>2,53<br>1,00 | $\bar{x} = 1,76$ | 3,69<br>4,87<br>4,82 | $\bar{x} = 4,46$ | 3,25<br>3,56<br>2,31 | $\bar{x} = 3,04$ |
| | $n = 14$<br>$\bar{x} = 3,74$<br>$s = 1,06$ | | $n = 13$<br>$\bar{x} = 1,95$<br>$s = 0,59$ | | $n = 14$<br>$\bar{x} = 3,48$<br>$s = 0,85$ | | $n = 13$<br>$\bar{x} = 2,37$<br>$s = 0,59$ | |

Außerdem ist die Knochenbildungsrate mit der Mineralisationsrate nicht identisch (Vitalli, 1970):

Strontium wird überall dort angelagert, wo saure Mucopolysaccharide vorhanden sind und der eigentliche Mineralisationsvorgang, die Ausfällung des Hydroxyapatits, noch nicht stattgefunden hat (Eger, 1963). Die Größe des austauschbaren Mineralraumes wird also nach 120 Tagen noch zunehmen, während die Knochenbildungsrate wieder sinkt. Die Strontiumeinlagerung steigt dementsprechend bis zum 240. Tag. Be-

Tabelle 7. Sr[85] Szintigraphie bei Instabilität mit Callusbildung (Einzelwerte, Mittelwerte, Standardabweichung)

| 60 Tage | 120 Tage | 240 Tage |
|---|---|---|
| 18,24 | 6,91 | 6,54 |
| 12,62 | 6,98 | 5,80 |
| 9,68 | 6,30 | 2,18 |
| 8,63 | 5,49 | 3,53 |
| 8,54 | 5,34 | 10,32 |
| $n = 5$ | $n = 5$ | $n = 5$ |
| $\bar{x} = 11,66$ | $\bar{x} = 6,20$ | $\bar{x} = 5,67$ |
| $s = 4,34$ | $s = 0,78$ | $s = 3,13$ |

sonders hoch liegt die Speicherrate der macerierten Transplantate, die bei fortgeschrittener Resorption von einem dicken Callusmantel umgeben sind.

*Nach 300 Tagen* ist die Strontiumeinlagerung wiederum geringer, während die Knochenbildungsrate ansteigt. Die Einzelkurven der Versuchsgruppen verlaufen dicht parallel und lassen sich daher zwangslos addieren (Abb. 44). Charakteristisch ist für den Kurvenverlauf, daß die Strontiumeinlagerung sich umgekehrt proportional zur Knochenbildungsrate verhält. Daraus läßt sich auf den zeitlichen Abstand zwischen Knochenbildung und Mineralisation schließen.

*Bei Instabilität* wurde die höchste Strontiumeinlagerung gemessen, bis zum 18fachen des Normalwertes nach 60 Tagen. Mit zunehmender Callusfixierung und Umbau des Faserknochens in lamellär-gerichtete Strukturen sinkt die Speicherrate kontinuierlich ab. Charakteristisch ist für den Kurvenverlauf, daß die Maximalwerte dem Grad der Instabilität proportional sind, während der folgende Abfall bei wiedergewonnener Stabilität den funktionellen Callusumbau spiegelt. Das Schicksal der Transplantate hinsichtlich Resorption oder toter Einheilung kommt dagegen nicht zum Ausdruck.

## III. Diskussion der Ergebnisse

1. In der Frühphase der Transplantateinheilung, 10 Tage nach Transplantation, sind Unterschiede zwischen autologen und homologen Transplantaten nicht zu erkennen. Vitale Osteocyten sind in beiden Transplantaten vorhanden. Osteoblastäre Zellelemente überleben sicherlich auch auf den Oberflächen periostloser Corticalistransplantate, bestimmen jedoch nicht das histologische Bild. Vielmehr überwiegt die celluläre Reaktion des Wirtsgewebes: helle, spindelförmige Bindegewebszellen sowie polygonale Zellen in Transplantatnähe deuten bereits auf den induktiven Einfluß, den die Transplantate auf das Wirtsgewebe ausüben. Da für die Übermittlung des induktiven Signals bis zum Erscheinen der Osteoblasten nach Urist nur ca. 3 Tage benötigt werden.

ist es schwer, eine frühe osteogenetische Eigenleistung der Transplantate (Axhausen) überhaupt nachzuweisen, worauf Pappas und Beisaw ebenfalls aufmerksam machen. In der Folgezeit überwiegt vielmehr der negative Einfluß, den das zellgebundene Antigen des frisch-homologen Transplantates auf das Wirtsgewebe ausübt. Die heftige Invasion des Transplantates durch Rundzelleninfiltrate führte zum Erlöschen der Knochenneubildung und zur Destruktion des Transplantates. Aber auch nach Überwindung der Immunreaktion besteht der Eindruck, daß die Revascularisierung des homologen Transplantates und die spät einsetzende Osteogenese sehr zögernd in Gang kommen. Das deutet darauf hin, daß auch der in der ungeformten organischen Grundsubstanz lokalisierte induktive Reiz frisch homologer Transplantate aufgrund seines „genetischen Codes" vom Wirtsgewebe schwächer beantwortet wird, wie Pappas und Beisaw vermuten. Urist konnte mit heterologen Transplantaten keinerlei Induktion auslösen, obwohl lebende Zellelemente nicht mehr vorhanden waren. Auch die in unseren 120 Tagen-Präparaten ganz verschiedene Knochenneubildung läßt sich auf der Basis unterschiedlicher Histokompatibilität der unausgewählten Transplantationspartner erklären.

2. Die Vascularisierung der periostlosen Transplantat-Oberfläche ist in beiden Transplantaten nach 20 Tagen nachweisbar. Außerdem dringen Gefäße von periostal und endostal in den proximalen Osteotomiespalt ein, auch bei idealer Adaptation. Diese Beobachtung stimmt mit den Untersuchungen von Olerud und Danckwardt-Lillieström (1968) überein, die den gleichen Vorgang an der osteotomierten Hundetibia beobachteten. Die Gefäße strahlen direkt subperiostal in die längsgerichteten Haversschen Kanäle ein, noch bevor die Kapillaren aus den Haversschen Kanälen des Wirtes die Osteotomie überschreiten. Die von der Seite kommenden Gefäßknospen dringen aber bei idealer Adaptation nicht bis zur Mitte des Osteotomiespaltes vor. Dort kreuzen die Capillaren direkt den Spalt, sind allerdings erst nach 45 Tagen in den Transplantaten nachweisbar, in konserviert-homologen Transplantaten erst nach 60 Tagen. Auffallend war in allen Präparaten die gleichmäßige Vascularisierung und Knochenneubildung in der Corticalis unter der Platte, vor allem unter der dorsalen Platte. Hier war die resorptive Erweiterung der Kanäle gering, die Osteone entwickelten sich gleichmäßiger verteilt und waren zahlreicher und früher vorhanden als auf der Plattengegenseite, wo die Porosität stärker und ungleichmäßiger ausgeprägt war. Unter den Platten erfolgte die Vascularisierung und Knochenneubildung längsgerichtet in den Haversschen Kanälen und aus dem Endost, auf der Plattengegenseite dagegen diffus-periostal. Avasculäre Zonen unter der Platte, wie sie Olerud *et al.* beschreibt, haben wir dagegen nicht beobachtet.

Der distale Osteotomiespalt wird in allen Präparaten später durchgebaut als der proximale Spalt. Auch das ist bei völlig gleichen Bedingungen der periostalen Gefäßversorgung am proximalen und distalen Spalt ein Beweis dafür, daß die endostalen und Haversschen Gefäße von proximal nach distal fortschreitend die Vascularisierung und Regeneration des Transplantats entscheidend bestimmen.

3. Die Knochenneubildung hält mit diesem Prozeß Schritt. Die knöcherne Regeneration im autologen Transplantat hat nach 60 Tagen einen deutlichen Vorsprung vor den homologen Transplantaten. Dieser Vorsprung bleibt zwar bestehen, die weitere Entwicklung verläuft in den autologen und konserviert-homologen Transplantaten aber parallel. Diese Beobachtung stimmt mit den Ergebnissen von Pappas und Beisaw, die frische und konservierte und homologe Corticaliszylinder in Defekte am Rattenfemur transplantierten und extensometrisch untersuchten, überein (Abb. 5). Offensichtlich gibt es für die primäre angiogene Knochenneubildung ein optimales Tempo, das für autologe und nicht antigen wirksame homologe Transplantate gleich ist — vorausgesetzt, daß ein adäquater osteoinduktiver Reiz ausgeübt wird. Schweiberer (1970) hat darauf hingewiesen, daß dieses osteoinduktive Prinzip an die Unversehrtheit der ungeformten organischen Intercellularsubstanz gebunden und in macerierten Transplantaten zerstört ist. Unsere Befunde am macerierten homologen Span stehen damit in Übereinstimmung: bis zu 8 Monaten findet in den macerierten Zylindern keine signifikante Knochenneubildung statt. Bei idealer Adaptation mit den Osteotomieflächen werden die macerierten Knochenzylinder zwar vascularisiert, aber nicht knöchern regeneriert.

4. Die Knochenbildungsrate läßt ebenfalls Übereinstimmung zwischen autologen und konserviert-homologen Transplantaten erkennen. Der Gipfel in der Regenerationsphase wird in allen Gruppen nach 120 Tagen erreicht und stimmt histologisch mit dem knöchernen Durchbau beider Osteotomien und Regeneration der meisten Haversschen Kanäle im Transplantat überein.

Der zur Knochenbildungsrate spiegelbildliche Verlauf der Strontiumspeicherung im Transplantat ist typisch für den Mineralisationsprozeß des neugebildeten Knochens. Holmstrand hat durch Vergleich zwischen quantitativem Mineralgehalt und Autoradiographie gezeigt, daß die „hot spots" den zunächst stark untermineralisierten Zonen neugebildeten Knochens entsprechen. Die Mineralisation folgt bei gesteigerter Knochenneubildung mit erheblichem Abstand, so daß beim Menschen ein neugebildetes Osteon erst nach 1 Jahr 75% und nach 2 Jahren 90% seines endgültigen Mineralgehaltes erreicht (Stringa und Mignani). Das Aufnahmevermögen der aktiven Umbauzonen ist für Calcium und Strontium nur vom Gehalt an sauren Mucopolysacchariden abhängig, nicht dagegen von der Zahl aktiver Osteoide, deren Mineralisationsfront bei starker Knochenneubildung vergleichsmäßig wenig Calcium oder Strontium aufnimmt (Berger und Eger).

Nach 8 Monaten ist die Regenerationsphase in den autologen und konserviert-homologen Transplantaten praktisch abgeschlossen. Gleichzeitig wird die Adaptationsphase eingeleitet, die der funktionellen Anpassung des Transplantates dient. Damit steigt erneut die Knochenbildungsrate an und erreicht ihren 2. Gipfel. Röntgenologisch und histologisch erkennt man die Spongiosierung und Verdünnung vor allem der dorsalen Corticalis unter der Platte, nicht nur im Bereich des Transplantates, sondern auch des Wirtsknochens. Die gegenüberliegende mediale, plattenfreie Seite zeigt dagegen Anbau und Verdickung.

5. Biomechanisch wirkt die hintere Platte als Zuggurtungsplatte, die laterale — schwächere — als Neutralisationsplatte. Zug-, Biege- und Torsionskräfte werden dadurch vom Transplantat ferngehalten, das nur noch intermittierendem Druck ausgesetzt ist. Diese biomechanisch günstige Situation ist wahrscheinlich auch die Ursache für den gleichmäßigen Regenerationsprozeß unter der Platte. Nach Abschluß der Regeneration ist aber die „stress-protection" des Metatarsus durch zwei Platten so erheblich, daß im Verlauf der Adaptation Knochensubstanz abgebaut wird. Die Entfernung einer Platte hätte also erfolgen müssen, bevor der Abbau begann, also nach spätestens 8 Monaten. Beim Schaf liegt die Appositionsrate neuen Knochens um 50% höher als beim Menschen. Obwohl diese Überlegung rein theoretisch ist, käme man jedoch bei dieser Berechnung auf 12 Monate, ein Zeitpunkt, der nach den klinischen Erfahrungen mit Platten an der unteren Extremität ebenfalls für die Entfernung der Platte richtig wäre.

Die Neutralisation der schädlichen Zug-, Biege- und Torsionskräfte bei gleichmäßiger Druckbelastung ist für die erfolgreiche Einheilung und Regeneration der konserviert-homologen Corticalistransplantate offensichtlich entscheidend. Diese Auffassung vertritt auch Schweiberer (1970), der beim Hund stabilfixierte homologe Corticalis zur Einheilung brachte. Altmann stellte fest: „Funktionell belastete, tote Implantate werden von den Gewebselementen grundsätzlich anders behandelt als unbelastete. Die ersteren waren auch bei langer Versuchsdauer mehr oder weniger vollständig erhalten, die letzteren bereits nach ein paar Monaten vollständig resorbiert."

Bei Instabilität und fehlender Protektion der Transplantate durch entsprechendes Osteosynthesematerial kommt es zur bindegewebigen Callusbildung mit Einscheidung der Transplantate und Resorption durch ein aggressives gefäßreiches Bindegewebe.

Der macerierte homologe Knochen wird nicht knöchern regeneriert, sondern nur vascularisiert und bindegewebig eingehüllt. Nur an den Osteotomien wird in bescheidenem Umfange Knochen gebildet. Nach 8—10 Monaten ist die Bindegewebshülle dann durch einen Callusmantel ersetzt. Daraus ist jedoch nicht zu schließen, daß der macerierte Knochen ein „Calluslocker" sei, denn nach dieser Zeit wäre jeder in den Defekt implantierter Fremdkörper sicherlich durch sekundären Brückencallus umgeben worden.

# F. Zusammenfassung und Schluß

1. Zum Defektersatz an den langen Röhrenknochen sind Metallprothesen geeignet, wenn der Defekt den Gelenkanteil des Röhrenknochens mitbetrifft. Die wichtigste Indikation ist die proximale Femurmetaphyse, an 2. Stelle steht die proximale Humerusmetaphyse. Schar-
niergelenke mit Schaftanteil (Kniegelenk, Ellenbogengelenk) sind weniger geeignet. Sie sind noch mit einer verhältnismäßig hohen Komplika-
tionsrate belastet und sollten vorerst der Rheumachirurgie vorbehalten
bleiben.

2. Autologe Spongiosa eignet sich vorrangig für Defekte im gelenknahen Bereich, wenn der Gelenkanteil erhalten ist. Durch Kombination
mit stabiler Osteosynthese ist auch der Wiederaufbau zerstörter und
infizierter Schaftabschnitte erfolgreich, vor allem am Unterarm und im
Bereich der Tibia.

3 Klinische Ergebnisse sprechen dafür, massive autologe und homologe Corticalistransplantate in Kombination mit stabilem Osteosynthesematerial zu verwenden, wenn durch Tumorresektionen große Defekte
entstehen und mechanische Anforderungen gestellt werden (Humerus-
und Femurschaft, Kniegelenksresektion, Crus curvatum congenitum).
Voraussetzung sind gute Muskeldeckung, biomechanisch richtige Position und langfristiger Schutz vor schädlichen Biege- und Zugkräften.

4. Im experimentellen Teil wurden bei ausgewachsenen Schafen am
Metatarsus in Schaftmitte Knochen-Periost-Defekte gesetzt und mit
periost- und endostfreien autologen und frisch- oder konserviert-homologen (Tiefkühlung, Cialit) bzw. maceriert-homologen Corticaliszylindern
überbrückt.

Bei stabiler Druckosteosynthese mit zwei Platten und postoperativer
Vollbelastung entsprach das histologische Bild des knöchernen Durch-
baues der Osteotomien mit reifem Lamellenknochen der primären
Knochenbruchheilung. Die Vascularisierung und knöcherne Regeneration der autologen und konserviert-homologen Transplantate verlief
grundsätzlich gleich, wobei allerdings das autologe Transplantat während der ersten 2 Monate einen Vorsprung hatte. Nach 60—120 Tagen
waren die Osteotomien knöchern durchgebaut, die knöcherne Regeneration der Transplantate erreichte nach dieser Zeit ihren Höhepunkt.

Die frisch-homologen Transplantate wurden durch Immunreaktion
um den 20. Tag gehemmt. Die spätere Revascularisierung und knöcherne
Regeneration verlief danach verzögert und unterschiedlich schnell, erreichte nach 120—240 Tagen die autologen und konserviert-homologen
Transplantate.

Die maceriert-homologen Knochenzylinder wurden revascularisiert,
aber nicht knöchern regeneriert. Nach bindegewebiger Umhüllung kam

es nach 240—300 Tagen zur Entwicklung eines Callusmantels, während das Transplantat spongiosiert und resorbiert wurde.

Die instabilen autologen und homologen Transplantate einer weiteren Serie wurden bindegewebig eingescheidet, und von einem aggressiven gefäßreichen Granulationsgewebe sequestriert oder resorbiert.

5. Die Ergebnisse des experimentellen Teils werden abschließend diskutiert und mit ähnlichen Untersuchungen verglichen.

# G. Anhang zur Methode

## I. Gefäßdarstellung

Zum Tötungs-Zeitpunkt wurden in Nembutal-Narkose die Femoral-gefäße am *proximalen Oberschenkel* freipräpariert. Nach totaler Heparini-sierung (50000 E Heparin i.v.) wurden Arterien und Venen mit Silicon-kathetern kanüliert, dann erfolgte die Gefäßspülung mit 500 ml Ringer-Lösung (pH 7,4) unter Zusatz von 10000 E Heparin und 5 ml Xylocain 3% (zur Ausschaltung von arteriellen Spasmen), bei einem gleich-mäßigen Flüssigkeitsdruck von 120 mm Hg, der mit einem Blutdruck-apparat — angeschlossen an eine lange Luftknüle in der Flasche — hergestellt wurde. Sobald die Spülflüssigkeit nur noch schwach blutig gefärbt war, wurde die arterielle Gefäßfüllung vorgenommen. Bei glei-chem Füllungsdruck wurden 1000 ml Kontrastmittellösung infundiert:

*Lösung I:* 500 ml physiologische Kochsalzlösung mit 20% Mikro-paque +2% Berliner-Blau.

*Rp:* Berliner-Blau 10 g, Mikropaque 100 g, NaCl 0,9% ad 500,0 ml + 10000 E Liquemin.

*Lösung II:* 500 ml physiologische Kochsalzlösung mit 20% Mikro-paque, 2% Berliner-Blau +10% Formalin.

*Rp:* Berliner-Blau 10 g, Mikropaque 100 g, Formalin (37%) 130 ml, NaCl 0,9% ad 500 ml +10000 E Liquemin.

Die Infusionsdauer betrug insgesamt ca. 2 Std, spätestens bei Infu-sion der 2. Lösung verstarben die Tiere.

## II. Elektrolytische Knochenentkalkung

Auf Empfehlung von Rhinelander (1970) verwendeten wir die Me-thode nach Educey und Shippy, die das Originalverfahren der galvani-schen Knochenentkalkung von Richmann, Gelfand und Hill modifiziert haben. Die Entkalkungsanlage (Hersteller, Fa. Kleinfeld, Hannover) be-steht aus dem Steuergerät mit Transformator, Gleichrichter, regelbarem Widerstand und Schaltuhr und einem Behälter (2 Liter), an dessen Deckel die Elektroden montiert sind. Als Positivelektrode dient eine Platindrahtspule, die in Längsrichtung angeordnet ist und den einge-legten Knochen wie ein Käfig umgibt. Die negative Elektrode aus Platinblech ist am anderen Ende der Längsachse in 12,5 cm Abstand vom positiven Pol angebracht. Die Entkalkungslösung hat folgende Zusammensetzung:

Ameisensäure: 10 Teile.
HCl: 8 Teile.
Aqua dest.: 82 Teile, entsprechend einem pH von 2.

Bei einem Stromfluß von 2,6—3 A steigt die Temperatur der Säure-lösung auf etwa 38—40° an, bis 42° können ohne Schaden für das Präparat toleriert werden. Röntgenkontrollen werden zuerst nach 8 Std, dann alle 2—4 Std durchgeführt. Nach durchschnittlich 12 bis maximal 20 Std ist der Knochen bis zu einem Gewicht von ca. 30 g gleichmäßig und schonend entkalkt.

*Technische Daten:* Steuergerät (0—5 A.) 400×200×150 mm.

Positive Elektrode, Platindurchmesser 1,0 mm, Gesamtlänge der Drahtspule 60 mm, Durchmesser 28 mm. Negative Elektrode, Platin-blech 0,5×40×30 mm, Elektrodenabstand 125 mm.

### III. Anfertigung der Sägeschnitte

Wir bedienten uns zur Anfertigung der Sägeschnitte einer modi-fizierten Fräsmaschine der' Fa. Straumann, Waldenburg (Schweiz), die uns mit freundlicher Genehmigung von Herrn PD Dr. Perren im For-schungsinstitut Davos zur Verfügung stand. Das horizontalrotierende Stahlsägeblatt (0,2—0,3 mm) ist an der senkrechten Antriebsachse mon-tiert. Unter der Antriebsachse befindet sich der Arbeitstisch, der in 3 Ebenen verstellbar ist und über eine regelbare Hydraulik verfügt, die den Tisch unter der Achse quer zum Gerät fortbewegt. Auf dem Tisch wurde ein Magnetschloß montiert, dessen Fläche die beliebige Anord-nung eines 3-Backen-Futters erlaubt. Der Methacrylatblock wird in das 3-Backen-Futter eingespannt. Nach Schließen des Magnetschlosses ist das 3-Backen-Futter auf der Fläche des Magnetschlosses absolut fest fixiert. Durch Betätigung der Hydraulik wird dann der Methacrylat-block vor der Antriebsachse auf das rotierende Sägeblatt zugeführt. Eine Injektionskanüle sorgt für gleichmäßige Wasserkühlung des Sägeblattes und Wegspülen des Sägemehls. Die Flüssigkeit wird über einen Abfluß am Boden des Magnetschlosses, das mit Spritzschutz versehen ist, in einen Sammelbehälter abgeleitet.

### IV. Herstellung der Schliffe

Das Schleifen der etwa 120—300 µ dicken Sägeschnitte erfolgte per Hand nach der Methode von Frost: Auf einer planen Glasplatte (400×600×10 mm) wird Carborundum-Papier (400) fixiert, die Platte liegt in einer schräggestellten PVC-Schale gleicher Größe mit 5 cm hohem Rand und Abflußstutzen. Bei gleichmäßiger Wasserspülung wird das Präparat mit einem schleifpapierumwickelten Objektträger (Carbo-rundum 240) gehalten und durch gleichmäßig kreisförmige Bewegungen geschliffen. Mit dieser Methode gelingt es innerhalb von 5 min, das Präparat von einem Ausgangswert von 300 µ gleichmäßig auf 70 µ herunterzuschleifen. Alle anderen Methoden (rotierende Scheiben mit Schleifpapier, maschinelles Schleifverfahren, Schliff zwischen Glas-platten mit und ohne Aufkleben des Präparates, Schleifsteine), haben wir ausprobiert, jedoch ohne befriedigendes Ergebnis. Zeitlicher und materieller Aufwand, ungleichmäßiger Abschliff und Präparatverlust sind die wesentlichen Nachteile dieser Methoden. — Die Verunreinigung läßt sich durch Abpinseln in Xylol beseitigen.

## V. Histologische Methoden

Die histologische Bearbeitung erfolgt nach Schenk:

*1. Entwässerung* bei Zimmertemperatur

2 Tage  40% Alkohol und 0,5% bas. Fuchsin
2 Tage  70% Alkohol und 0,5% bas. Fuchsin
2 Tage  96% Alkohol und 0,5% bas. Fuchsin
2 Tage 100% Alkohol und 0,5% bas. Fuchsin

*2. Durchtränken* bei Zimmertemperatur

2 Tage reines Methacrylat (stab. mit 10 ppm Hydrochinon)
2 Tage reines Methacrylat und Benzoylperoxyd (2 g/100 ml)
*3. Einbettung* bei 35°C, im Dunkeln, im Wasserbad, 3—4 Tage

100 ml Methacrylat
  30 ml Plastoid N      } Einbettungsgemisch
    4 g Benzoylperoxyd

Zur Vermeidung von Luftblasen, muß das Wasserbad absolut erschütterungsfrei und ruhig stehen. Bei großen Knochenstücken, Knochenzylindern und Knochen mit großer Oberfläche ist es empfehlenswert, die Einbettung bei einer Temperatur von 30° durchzuführen und dafür eine längere Dauer (7—10 Tage) in Kauf zu nehmen.

*4. Schneiden*, 5 µ Schnittdicke.
Block mit 30% Alkohol ständig feucht halten. Auffangen in Aqua dest. (Knochenabschnitte zum „Anentkalken" in 1% Essigsäure für ca. 5 min auffangen, die leichte Erweichung des Schnittes durch die Essigsäure erweist sich als sehr vorteilhaft beim Aufkleben).
*5. Aufkleben*. Objektträger mit Äther/Alkohol (1/1) reinigen, mit Eiweißglycerin einreiben, kurz durch die Flamme ziehen,
*Rezept für die Herstellung von Eiweißglycerin:* frisches Hühnereiweiß schaumig schlagen, filtrieren, Filtrat mit gleicher Menge Glycerin mischen (Glycerin doppelt destilliert, 1,26 reinst, Merck Nr. 4093).
Schnitte aus dem Aqua dest. oder aus der Essigsäure auf Objektträger ziehen, mit abs. Alkohol erweichen und glatt ziehen, Vorsicht! Am besten einen Marderhaarpinsel zum Glattstreichen und eine Präpariernadel zum Festhalten des Schnitts nehmen und den nassen Objektträger auf eine heiße Op-Lampe legen oder unter heißer Lampenwärme trocknen lassen. Der Schnitt darf nicht mehr feucht sein und muß ganz fest kleben.
Löst sich der Schnitt schon etwas ab, so ist er unbrauchbar;
Objektträger mit Zigarettenpapier bedecken, mehrere Objektträger übereinanderschichten und fest zusammenklammern;
bei 37°C im Trockenschrank mindestens 3 Std. besser über Nacht stehen lassen.

Entacrylatisieren

Methylglykolacetat (MGA) . . . . . . . . . . . . . . 3 × je 10 min
   (Schuchardt, München Best.-Nr. ME 061)
Methylglykolacetat und Kollodium . . . . . . . . . 2 × je 10 min
   (1 ml 1% Kollodium und 99 ml MGA)
   Das Kollodium ist von Merck als 4%ige Lösung im
   Handel)
100% Alkohol ⎫
 96% Alkohol ⎬ kurz abspülen
 70% Alkohol ⎭

Färbung

*Masson-Goldner-Färbung:*
Weigert Eisenhämatoxylin . . . . . . . . . . . . . . 15 min
   Lösung A: 1 g Hämatoxylin in 100 ml 96%igem
   Alkohol lösen
   Lösung B: 1,16 g Eisenchlorid, 98 ml Aqua dest.,
   1 ml off. HCl
beide Lösungen 1:1 mischen (nur 20 min haltbar), anschließend:
in stehendem Leitungswasser bläuen. . . . . . . . . 15 min
1% Essigsäure . . . . . . . . . . . . . . . . . . . . 1 min
Goldner I . . . . . . . . . . . . . . . . . . . . . 10 min
   (0,6 g Ponceau des Xylidine, 0,3 g Säurefuchsin,
   900 ml Aqua dest., 1,8 ml Eisessig)
1% Essigsäure . . . . . . . . . . . . . . . . . . . . 1 min
Goldner II . . . . . . . . . . . . . . . . . . . . . 10 min
   (45 g Phosphorwolframsäure, 900 ml Aqua dest.,
   18 g Orange G).
1% Essigsäure . . . . . . . . . . . . . . . . . . . . 1 min
Goldner III . . . . . . . . . . . . . . . . . . . . . 10 min
   (1,8 g Lichtgrün, 900 ml Aqua dest., 1,8 ml Eisessig)
1% Essigsäure . . . . . . . . . . . . . . . . . . . . 1 min
100% Alkohol . . . . . . . . . . . . . . . . . . . . kurz
mit MGA kurz abspülen
Xylol (bilden sich hier weiße Niederschläge auf dem Objektträger, zurück in MGA, eventuell sogar in 100%
   Alkohol)
Xylol . . . . . . . . . . . . . . . . . . . . . . . . kurz
Eukitt dann zum Eindecken nehmen

Die angegebenen Färbezeiten beziehen sich auf 5 μ
   Schnitte; bei 10 μ Schnittdicke: Weigert . . . . . 10 min
   Goldner I—III nur jeweils 5 min färben.

Das wichtigste beim Aufkleben der Schnitte ist das Trocknen in
Lampenwärme. Wenn der Schnitt hier nicht klebt, löst er sich später
wieder ab. Uns hat sich hierzu eine Halluxlampe bewährt.

# Literaturverzeichnis


Abbott, L. C., Schottstaedt, F. R., Saunders, J. B., Bost, F. C.: The evaluation of cortical and cancellous bone as grafting material. J. Bone Jt Surg. **29**, 381—414 (1947).

Allison, N., Brooks, B.: Bone atrophy. Surg. Gynec. Obstet. **33**, 250—260 (1921).

Altmann, K.: Untersuchungen über Frakturheilung unter besonderen experimentellen Bedingungen. Z. Anat. Entwickl.-Gesch. **115**, 52—81 (1950).

Anderson, K. J., Lecocq., J. F., Akeson, W. H., Harrington, P. R.: End-point results of processed heterogenous, autogenous and homogenous bone transplants in the human: a histologic study. Clin. Orthop. **33**, 220—236 (1964).

Ansari, P.: Klinische Erfahrungen über 383 homoioplastische Knochentransplantationen. Zbl. Chir. **91**, 875—878 (1966).

Apoil, A.: Les pseudarthroses congénitales de jambe. A propos de 13 observations. Rev. Chir. orthop. **56**, 120—138 é1970).

Arrocha, R., Wittwer, J. W., Gargiulo, A. G.: Tissue response to heterogenous bone implantation in dogs. J. Periodont. **39**, 162—166 (1968).

Aufranc, O. E.: Diskussionsbeitrag. J. Bone Jt Surg. A **45**, 1641—1642 (1963).

Axhausen, W.: Biologische Grundlagen der freien Knochenüberpflanzung. J. int. Chir. **13**, 341 (1953).

Axhausen, W.: Die Bedeutung der Individual- und Artspezifität der Gewebe für die freie Knochenüberpflanzung. Berlin-Göttingen-Heidelberg: Springer 1962.

Axhausen, W.: Zur Biologie der Knochentransplantation. Zbl. Chir. **91**, 1152—1160 (1967).

Axhausen, W., Schweiberer, L.: Die antibiotische Plombierung osteomyelitischer Knochenhöhlen unter zusätzlicher Verwendung der Kieler Knochenspongiosa und der antibiotischen Spüldrainage nach Willenegger. Zbl. Chir. **91**, 1105—1114 (1966).

Badgley, C. E., O'Connor, S. J., Arbor, A., Kudner, D. F.: Congenital kyphoscoliotic tibia. J. Bone Jt Surg. A **34**, 349—369 (1952).

Bäse. M.: Die Anwendung homo- und heterologer Knochenkonserven der Gewebebank in der Orthopädie. Beitr. Orthop. Traum. **14**, 581—584 (1967).

Baker, D. M.: Benign unicameral bone cyst. — A study of 45 cases with long-term follow up. Clin. Orthop. **71**, 140—151 (1970).

Barr, J. S., Eaton, R. G.: Elbow reconstruction with a new prostesis to replace the distal end of the humerus. J. Bone Jt Surg. A **47**, 1408—1413 (1965).

Bassett, C. A. L.: Bibliography of bone transplantation. Plast. reconstr. Surg. **29**, 476—481 (1962).

Bassett, C. A. L., Becker, R. O.: Generation of electric potentials in response to mechanical stress. Science **137**, 1063—1064 (1962).

Bassett, C. A. L., Creighton, D. K.: A comparison of host response to cortical autografts and processed calf heterografts. J. Bone Jt Surg. A **44**, 842 (1962).

Bassett, C. A. L., Creighton, D. K., Stinchfield, F. E.: Contribution of endosteum cortex and soft tissues to osteogenesis. Surg. Gynec. Obstet. **112**, 145—152 (1961).

Bassett, C. A. L., Herrmann, J.: Influence of oxygen concentration and mechanical factors on differentiation of connective tissues in vitro. Nature (Lond.) **190**, 460—461 (1961).

Bassett, C. A. L., Pawluk, R. J., Becker, R. O.: Effects of electric currents on bone in vivo. Nature (Lond.) **204**, 652—654 (1964).

Bauer, G. C. H., Wendeberg, B.: External counting of Ca$^{47}$ and Sr$^{85}$ in studies of localized skeletal lesions in man. J. Bone Jt Surg. B **41**, 558—580 (1959).

Bauermeister, A.: Experimentelle Grundlagen für den Aufbau einer neuen Knochenbank. Hefte Unfallheilkunde **58** (1958). (Referat).

Bauermeister, A.: Die Behandlung von Zysten, Tumoren und entzündlichen Prozessen des Knochens mit dem „Kieler Knochenspan“. Sonderdruck aus: Bruns' Beitr. klin. Chir. **203** (1961).

Beck, O.: Neue Gesichtspunkte beim Einbau homoplastischer Knochentransplantate. Beitr. Orthop. Traum. **13**, 613—615 (1960).

Belousov, V. D.: The use of transplants in treatment of pseud-arthrosis and defects of long tubular bone in children. Vestn. Khir. **97**, 117—119 (1966).

Berger, H. J., Eger, W.: Über den Mechanismus der Sr-Einlagerung ins Knochengewebe. Acta histochem. (Jena) **22**, 298—308 (1965).

Betzel, F.: Die Transplantation von Knochen. — Die Vor- und Nachteile der verschiedenen Verfahren. Dtsch. med. Wschr. **81**, 2016—2024 (1956).

Biesin, A.: Über die Anwendung zylindrischer Homotransplantate des Knochens. Beitr. Orthop. Traum. **14**, 629—630 (1967).

Bischofberger, C.: Erfahrungen in der operativen Behandlung der kongenitalen Unterschenkelpseudarthrose. Z. Orthop. Chir. **78**, 432—461 (1949).

Bishop, W. A., Stauffer, R. C., Swenson, A. L.: „Bone graft's' — An end result-study of the healing time. J. Bone Jt Surg. **29**, 961—976 (1947).

Blauth, W.: Zur Kniegelenktotalendoprothese nach Walldius. Z. Orthop. **109**, 417—435 (1971).

Böhler, L.: Pseudarthrosen und verzögerte Callusbildung. Verh. dtsch. orthop. Ges. **34**, 139—151 (1941).

Böhler, J., Rupp, G.: Weitere Erfahrungen mit der Knochenbank. Arch. orthop. Unfall-Chir. **45**, 164—168 (1952).

Böttger, G.: Ersatz von Femurschaftanteilen durch homologe Knochentransplantate. Langenbecks Arch. klin. Chir. **316**, 531—537 (1966).

Bohlmann, H. R., Moore, A. T.: Metal hip joint. — A case report. J. Bone Jt Surg. **25**, 688 (1943).

Bohr, H., Ravn, H. O., Werner, H.: The osteogenic effect of bone transplants in rabbits. J. Bone Jt Surg. **50** B, 866—873 (1968).

Boitzy, A., Zimmermann, H.: Komplikationen bei Totalprothesen der Hüfte. Arch. orthop. Unfall-Chir. **66**, 192—200 (1069).

Bonfiglio, M. W., Jeter, S., Smith, C. C.: The immune concept its relation to bone transplantation. Ann. N. Y. Acad. Sci. **59**, 417—433 (1955).

Bosworth, D. M., Liebler, W. A., Nastasi, A. A., Hamada, K.: Resection of the tibial shaft for osteomyelitis in children. J. Bone Jt Surg. A **48**, 1328—1339 (1966).

Boyd, H. B.: Congenital pseudarthrosis. Treatment by dual bone grafts. J. Bone Jt Surg. **23**, 497—515 (1941).

Boyd, H. B.: The treatment of difficult and unusual nonunions. J. Bone Jt Surg. **25**, 535—552 (1943).

Boyd, H. B., Fox, K. W.: Congenital pseudarthrosis. Follow-up study after massive bone grafting. J. Bone Jt A **30**, 274—283 (1948).

Boyd, H. B., Lipinsky, S. W., Wiley, J. H.: Observations on non-union of the shafts of the long bones with a statistical analysis of 842 patients. J. Bone Jt Surg. A **43**, 159—168 (1961).

Boyd, H. B., Sage, F. P.: Congenital pseudarthrosis of the tibia. J. Bone Jt Surg. A **40**, 1245—1270 (1958).

Brandes, M.: Zur Heilung größter Tibiadefekte. Dtsch. Z. Chir. **155**, 312—337 (1920).

Brav, E. A., McFaddin, J. G., Miller, J. A.: The replacement of shaft defects of long bones by metallic prostheses. Amer. J. Surg. **95**, 752—760 (1958).

Breitenfelder, H.: Zur operativen Behandlung der Unterschenkelpseudarthrose. Verh. dtsch. orthop. Ges. **41**, 175—180 (1954).

Brooks, M., Harrison, R. G.: The vascularization of the rabbit femur and tibio-fibula. J. Anat. (Lond.) **91**, 61—72 (1957).

Brückner, H.: Die diaphyso-epiphysiale Resektion von Knochentumoren der unteren Gliedmaßen. Bruns' Beitr. klin. Chir. **218**, 49—57 (1970).

Buchholz, H. W.: Das künstliche Hüftgelenk. Mat. Medic. Nordmark **21**, 613—622 (1969).

Buchmann, J.: Persönliche Mitteilung. Zit. bei Brav, McFaddin, Miller (1958).
Buchmann, J.: Diskussionsbeitrag. J. Bone Jt Surg. A 45, 1642 (1963).
Bürkle de la Camp, H.: Wandlungen und Fortschritte in der Lehre von Knochenbrüchen. Langenbecks Arch. klin. Chir. 276, 163—173 (1953).
Bürkle de la Camp, H.: Die Knochenregeneration bei der Transplantation kältekonservierten homioplastischen Knochens. XVᵉ Congr. Soc. Intern. Chir. 15, 1011—1014 (1953).
Bürkle de la Camp, H.: Zur Pseudarthrosenbehandlung mit Knochenverpflanzungen. Helv. chir. Acta 20, 383—385 (1953).
Bürkle de la Camp, H.: Knochenkonservierung und Verwendung konservierten Knochens. Langenbecks Arch. klin. Chir. 279, 26—37 (1954).
Bürkle de la Camp, H.: Über die Kältekonservierung von Knochengewebe und dessen Verwendung zur homioplastischen Verpflanzung. Zbl. Chir. 279, 163 (1954).
Büttner, A., Eysholdt, K.-G.: Die angeborenen Verbiegungen und Pseudarthrosen des Unterschenkels. Ergebn. Chir. Orthop. 36, 165—222 (1950).
Burri, C., Hell, K., Rüedi, T., Allgöwer, M.: Primäre und sekundäre Sanierung osteomyelitischer Herde mit autoplastischer Spongiosa. In: Die posttraumatische Osteomyelitis. Hrsg. G. Hierholzer, J. Rehn, S. 117—124. Stuttgart-New York: Schattauer 1970.
Burrows, H. J.: Pitfalls in major prosthetic replacement of bone. J. Bone Jt Surg. B 49, 287 (1967).
Burwell, R. G.: The scientific basis of bone homotransplantation. Sci. Basis Med. Ann. Rev. 1968 147—167.
Burwell, R. G., Gowland, G.: Studies on the transplantation of bone (II). J. Bone Jt Surg. B 43, 820 (1961).
Burwell, R. G., Gowland, G.: Studies in the transplantation of bone (I). J. Bone Jt Surg. B 43, 814—819 (1961).
Busch, H.: Erfahrungen mit der Anwendung des tiefgekühlten homologen Corticalisspanes. Chirurg 31, 289—292 (1960).
Bush, L. F., Garber, C. Z.: The bone bank. J. Amer. med. Ass. 137, 588—594 (1948).
Cahoon, J. R., Paxton, H. W.: A metallurgical survey of current orthopedic implants. J. biomed. Mater. Res. 4, 223—244 (1970).
Campanacci, M., Zanoli, S.: Double tibiafibular synostosis (fibula pro tibia) for nonunion and delayed union of the tibia. J. Bone Jt Surg. A 48, 44—56 (1966).
Campbell, W. C., Boyd, H. B.: Fixation of onlay bone grafts by means of Vitallium screws in the treatment of ununited fractures. Amer. J. Surg. 51, 748—756 (1941).
Camurati, M.: Le pseudartrosi congenite della tibia. Chir. Organi Mov. 15, 1—162 (1930).
Carnesale, P. L., Spankus, J. D.: A clinical comparative study of autogenous and homogenous bone grafts. J. Bone Jt Surg. A 41, 887—894 (1959).
Casuccio, C., Melanotte, P. L.: Considerations on the operative treatment at epiphyseal and juxta-articular tumors. In: Operative treatment of bone tumors, ed. G. Chapchal. Stuttgart: G. Thieme 1970.
Cech, O.: Principles and technic of surgery for infected pseudarthrosis. Acta Chir. orthop. Traum. čech. 37, 88—95 (1970).
Cenni, F., Setti, G.: The surgical treatment of delayed consolidations and pseudoarthroses of the humeral diaphysis. Osped. Ital.-Chir. 15, 523—551 (1966).
Cervenansky, J., Skrovina, B.: Fibular bone grafts I. Acta Chir. orthop. Traum. čech. 35, 232—242 (1968).
Chaklin, K. D.: Khirurgiia opuktroleikostei. Ortop. Travm. Protez. 28, 39—50 (1967).
Chalmers, J.: Transplantation immunity in bone grafting. J. Bone Jt Surg. B 41, 160—179 (1959).
Chalmers, J., Lea, L., Stewart, L., Sissons, H. A.: Freeze-dried bone as a grafting material. International symposium on freezing-drying, 2nd (1958). Oxford: Blackwell 1960.

Charnley, J.: Congenital pyseudarhtrosis of the tibia treated by the intramedullary
     nail. J. Bone Jt Surg. A **38**, 283—290 (1956).
Charnley, J.: Anchorage of the femoral head prosthesis to the shaft of the femur.
     J. Bone Jt Surg. B **42**, 28—30 (1960).
Charnley, J.: A biomechanical analysis of the use of cement to anchor the femoral
     head prosthesis. J. Bone Jt Surg. B **47**, 354—363 (1965).
Charnley, J.: Biomechanics in orthopaedic surgery. In: Biomechanics and related
     bioengineering topics, S. 99—110. Glasgow: Bell and Bain Ltd. 1965.
Charnley, J.: Fixing metal prostheses in bone. In: Modern trends in biomechanics,
     ed. D. C. Simpson. London: Butterworth 1970.
Clark, K.: A case of replacement of the upper end of the humerus by a fibular graft
     reviewed after twenty-nine years. J Bone Jt Surg B **41**, 365—368 (1959).
Clarke, E. G. C., Hickmann, J.: The choice of metals. In: Modern trends in surgical
     materials, ed. L. Gillis. London: Butterworth 1958.
Clough, J. R., Price, C. H. G.: Aneurysmal bone cysts. Review of twelve cases.
     J. Bone Jt. Surg. B **50**, 116—127 (1968).
Cohen, J., Maletskos, C. J., Marshall, J. H., Williams, J. B.: Radioactive Calcium
     tracer studies in bone grafts. J. Bone Jt Surg. A **39**, 561—577 (1957).
Coleman, H. M., Bateman, J. E., Dale, G. M., Starr, D. E.: Cancellous bone grafts
     for infected bone defects. Surg. Gynec. Obstet. **83**, 392—398 (1946).
Collan, R.: Anesthetic and pareoperative management of sheep for total heart
     replacement. Anesth. Analg. Curr. Res. **49/2**, 336—343 (1970).
Collins, D. G.: Tissue changes in human femurs containing plastic appliances.
     J. Bone Jt Surg. B **36**, 458—463 (1954).
Colo, M., Gasperini, E.: Our experience on the use of kiel bone. Indications and
     limitations. Arch. Orthop. **80**, 385—398 (1967).
Contzen, H., Straumann, F., Paschke, E.: Grundlagen der Alloplastik mit Metallen
     und Kunststoffen. Stuttgart: G. Thieme 1967.
Contzen, H.: Abakterielle Osteitis durch Metallose. In: Die posttraumatische
     Osteomyelitis, Hrsg. G. Hierholzer und J. Rehn. Stuttgart: F. K. Schattauer
     1970.
Cotta, H., Schulitz, K. P.: Komplikationen der Hüftarthroplastik durch periartiku-
     läre Gewebereaktionen. Arch. orthop. Unfall-Chir. **69**, 39—59 (1970).
Creyssel, J., De Mourgues, G., Ricard, R.: Possibilities offered by intertibio-
     peroneal graft in the treatment of infected pseudarthrosis of the leg with great
     loss of substance. Lyon chir. **58**, 781—783 (1962).
Danckwardt-Lillieström, G.: Reaming of the medullary cavity and its effect on
     diaphyseal bone. Acta orthop. scand., Suppl. **128** (1969).
Debrunner, A., Cech, O.: Behandlung der infizierten Osteosynthesen und Pseud-
     arthrosen mit Hilfe der externen Fixation. In: Die posttraumatische Osteo-
     myelitis, Hrsg. G. Hierholzer, J. Rehn, S. 155—162. Stuttgart-New York:
     Schattauer 1970.
Dee, R.: Total replacement of the elbow joint for rheumatoid arthritis: two cases.
     Proc. roy. Soc. Med. **63**, 653—655 (1970).
Dee, R.: Total replacement arthroplasty of the elbow for rheumatoid arthritis.
     J. Bone Jt Surg. B **54**, 88—95 (1972).
Deleu, J., Trueta, J.: Vascularization of bone grafts in the anterior chamber of the
     eye. J. Bone Jt Surg. B **47**, 319 (1965).
Delitala, F.: L'endoprothèse métallique des os et des articulations chez l'homme.
     Rév. Orthop. **33**, 217—234 (1947).
Devries, P. H., Badgley, C. E., Hartmann, I. T.: Radiation sterilization of homo-
     genous bone transplants utilizing radioactive cobalt. J. Bone Jt Surg. A **40**,
     187—202 (1958).
Dick, I. L.: Iliac bone transplantation. J. Bone Jt Surg. **28**, 1—14 (1946).
Dreesmann, H.: Über Knochenplombierung. Bruns' Beitr. klin. Chir. **9**, 804—810
     (1892).
Drost, E.: Über die Behandlung großer Defektpseudarthrosen des Schienbeines
     mit der Hahn-Brandesschen Operation. Zbl. Chir. **22**, 2406—2410 (1952).

Dubrov, Ya. G., Buachidze, O. Sh., Fedoton, P. D.: Homoplasty of extensive defects of bone. Khirurgiya (Mosk.) **42**, 3—9 (1966).

Ducey, E. F., Shippy, R. T.: Persönliche Mitteilung von F. W. Rhinelander 1970.

Eberle, H.: Gelenkplastiken mit Endoprothesen. Helv. chir. Acta **1/2**, 206—215 (1966).

Edberg, E.: Some experiences of filling osseous cavities with plaster. Acta chir. scand. **67**, 313—319 (1930).

Eger, W.: Kalziumnachweis und Mineralisation des Knochengewebes. Verh. dtsch. Ges. Path. **47**, 54—69 (1963).

Ehalt, W.: Unsere Erfahrungen mit der Knochenbank. Verh. dtsch. orthop. Ges. (Hamburg) **43**, 75—77 (1955).

Ehalt, W.: Hat die Knochenbank noch ihre Berechtigung? Arch. orthop. Unfall-Chir. **64**, 1—15 (1968).

Eis, E., Freyova, J.: Homoplastic bone grafts in the treatment of pseudarthrosis of long bones. Acta Chir. orthop. Traum. čeeh. **36**, 110—114 (1969).

Elek, S. D.: Experimental staphylococcal infections in skin of man. Ann. N.Y. Acad. Sci. **65**, 85—90 (1956).

Evans, F. G.: Stress and strain in bones; their relation to fractures and osteogenesis. Amer. lecture series **296**, 4, 6, 205—237 (1957).

Ever, G., Hackenstellner, H. A., Näther, J., Seidler, E.: Kritische Untersuchungen zur Wertigkeit von Kieler Knochen und Ossar als Transplantationsmaterial. Sonderdruck aus: Dtsch. Gesundh.-Wes. **22**, 2425—2429 (1967).

Eyre-Brook, A. L., Baily, A. J., Price, C. H. G.: Infantile pseudarthrosis of the tibia. J. Bone Jt Surg. B **51**, 604—613 (1969).

Ferguson, A. B., Laing, P. G., Hodge, E. S.: The ionization of metal implants in living tissues. J. Bone Jt Surg. A **42**, 77—90 (1960).

Ferry, A. M.: Giant cell tumor-surgery in the long bones. Clin. Orthop. **56**, 57—64 (1968).

Fischer-Wasels, J., Wilde, R.: Beitrag zur Hahn-Brandesschen Plastik. Z. Orthrop. **84**, 393—407 (1954).

Ford, L. T., Lottes, J. O., Key, J. A.: Experimental study of the effect of pressure on the healing of bone grafts. Arch. Surg. **62**, 475—485 (1951).

Frantz, C. H., Reynolds, F. C., Lipscomb, P. R.: Report of the committee to study the preservation of bone. J. Bone Jt Surg. A **35**, 774—776 (1953).

Friedenberg, Z. B., French, G.: The effects of known compression forces on fracture healing. Surg. Gynec. Obstet. **94**, 743—748 (1952).

Frost, H. M.: Microscopy: depth of focus, optical sectioning and integrating eyepiece measurement. Henry Ford Hosp. Bull **10**, 267—285 (1964).

Frost, H. M.: Tetracycline-based histological analysis of bone remodelling. Calcif. Tiss. Res. **3**, 211—237 (1969).

Fuchs, G.: Resektion des proximalen Oberarms und Ersatz durch eine Vitalliumendoprothese. Chir. Praxis **10**, 69—75 (1966).

Fuchs, G.: Eine neue Endoprothese aus Vitallium zum Ersatz großer Resektionsdefekte am proximalen Femurende. Chirurg **37**, 422 (1966).

Fuchs, G.: Diagnostik und Therapie von Spontanfrakturen im Kindes- und Adoleszentenalter. Hefte Unfallheilkunde **102**, 76—81 (1970).

Fulcada, E., Yasuda, J.: Nippon feirigakn Zasshi **12**, 1158 (1957).

Galante, J., Rostoker, W., Lueck, R., Ray, R. D.: Sintered fiber metal composites as a basis for attachment of implants to bone. J. Bone Jt Surg. A **53**, 101—114 (1971).

Galante, J., Rostoker, W., Ray, R. D.: Physical properties of trabecular bone. Calcif. Tiss. Res. **5**, 236—246 (1970).

Geiser, M., Trueta, J.: Muscle action, bone rarefaction and bone formation. J. Bone Jt Surg. B **40**, 282 (1958).

Gentil, F.: Excision of the shaft of the tibia for sarcoma. J. Bone Jt Surg. B **32**, 389—391 (1950).

Gibson, A., Loadman, B.: The bridging of bone defects. J. Bone Jt Surg. A **30**, 381—396 (1948).

Girzadas, D., Geens, S., Clayton, M. L., Leidholt, J. D.: Performance of a hinged metal knee prosthesis. A case report with a follow-up of three and one-half years and histological and metallurgical data. J. Bone Jt Surg. A **50**, 355—364 (1968).

Goldblat, V. J.: Process of bone tissue regeneration under the effect of ultrasound. Ortop. Travm. Protez **30**, 46—51 (1969).

Gourley, M. G., Arnold, J. P.: The experimental replacement of segmental defects in bone with a plaster of Paris-Expoy-Resin mixture. Amer. J. vet. Res. **21**, 1119—1122 (1960).

Gruca, A.: Operationsmethodik bei kongenitalen Unterschenkelpseudarthrosen (Vorläufige Mitteilung). Beitr. Orthop. Traum. **15**, 138—141 (1968).

Güntz, E.: Über eine einfache Methode der Knochenkonservierung. Langenbccks Arch. klin. Chir. **279**, 56—60 (1954).

Güntz, E.: Experiences with the use of bone grafts preserved in cialit in over 800 operations. J. Bone Jt Surg. A **43**, 290 (1961).

Häuptli, O.: Die Gipsplombe zur Ausfüllung von fehlendem Knochengewebe. Schweiz. med. Wschr. **82**, 161—168 (1952).

Hagmann, R. Vergleichende Untersuchungen über die relative Knochenbildung nach Implantation von Metallschrauben in den Rattenfemur. Med. Diss., Basel (1965).

Hallén, L. G.: Heterologous transplantation with kiel bone. Acta orthop. scand. **37**, 1—19 (1966).

Ham, A., Gordon, S.: The origin of bone that forms in association with cancellous chips transplanted into muscle. Brit. J. plast. Surg. **5**, 154 (1952).

Ham, A. W., Harris, W. R.: Repair and transplantation of bone. In: The biochemistry and physiology of bone, p. 475—505. New York: Academic Press 1956.

Hancox, N. M.: The survival of transplanted embryonal bone grafted to chorioallantic-membran and subsequent osteogenesis. J. Physiol. (Lond.) **106**, 279—285 (1947).

Hauberg, G., Bruckschen, E.: Über eine einfache Methode der Knochenkonservierung. Chirurg **25**, 249—252 (1954).

Hauberg, G., Bruckschen, E.: Unsere Erfahrungen mit dem in Cialit konserviertem Fremdspan. Arch. orthop. Unfall-Chir. **51**, 445—457 (1960).

Heinemann, G.: Radikaloperationen und prothetischer Ersatz eines Schenkelhalssarkoms. Hefte Unfallheilkunde **107**, 175—176 (1970).

Heinze, R.: Verträglichkeit der Kunststoffe bei Alloplastik. Langenbecks Arch. klin. Chir. **284**, 700—705 (1956).

Heipertz, W.: Überbrückung von Knochendefekten. In: Die posttraumatische Osteomyelitis, Hrs. G. Hierholzer, J. Rehn, S. 187—191. Stuttgart-New York: Schattauer 1970.

Heiple, K. G., Chase, S. W., Herndon, C. H.: A comparative study of the healing process following different types of bone transplantation. J. Bone Jt Surg. A **45**, 1593—1616 (1963).

Heiple, K. G., Kendrick, R. E., Herndon, C. H., Chase, S. W.: A critical evaluation of processed calf bone. J. Bone Jt Surg. A **49**, 1119—1127 (1967).

Henderson, M. S.: Remedies for nonunion and large bone defects. Amer. Acad. Orthop. Surg. Lectures, Ann. Arbor. 514—519 (1944).

Hennig, A.: Kritische Betrachtungen zur Volumen- und Oberflächenmessung in der Mikroskopie. Zeiss-Werkzeitschrift **6**, 78—86 (1958).

Herring, G. M.: Chemistry of the bone matrix. Clin. Orthop. Rel. Res. **36**, 169—183 (1964).

Heslop, B. F., Zeiss, I. M., Nisbet, N. W.: Studies on transference of bone (I). Brit. J. exp. Path. **41**, 269—287 (1960).

Heyman, C. H., Herndon, C. H.: Congenital posterior angulation of the tibia. J. Bone Jt Surg. A **31**, 571—580 (1949).

Hicks, J. H.: Pathological effects from surgical metal. In: Modern trends in surgical materials, ed. L. Gillis. London: Butterworth 1958.

Holmstrand, K.: Biophysical investigations of bone transplants and bone implants. Acta orthop. scand., Suppl. **26** (1957).

Holmstrand, K.: Historical resumée of experimental examinations of bone transplants and bone implants. Acta orthop. scand. Suppl. 26, 8—59 (1957).

Homsy, C. A., Tullos, H. S., King, J. W.: Physiological sequel from implantation of rapid-cure acrylic compounds. J. Bone Jt Surg. A 51, 805 (1969).

Homsy, C. A.: Biocompatibility in selection of materials for implantation. J. biomed. Mater. Res. 4, 341—356 (1970).

Horwitz, T.: Use of a shaft prosthesis on the treatment of surgically resistant nonunion of the humerus. Bull. Hosp. Jt Dis. (N.Y.) 16, 37—44 (1955).

Hulbert, S. F., Young, F. A., Mathews, R. S., Klawitter, J. J., Talbert, C. D., Stelling, F. H.: Potential of ceramic material as permanently inplantable skeletal prosthesis. J. biomed. Mater. Res. 4, 433—456 (1970).

Hulliger, L.: Untersuchungen über die Wirkung von Kunstharzen (Palacos und Ostamer) in Gewebekulturen. Arch. othop. Unfall-Chir. 54, 581—588 (1962).

Hulliger, L., Pohler, O., Straumann, E.: Einfluß einiger reiner Metalle und Legierungen auf das Wachstum von Knochenfibrocyten in Gewebekulturen. Z. ges. exp. Med. 144, 145—156 (1967).

Hutzschenreuter, P.: Persönliche Mitteilung 1970.

Immenkamp, M., Schramm, W.: Knöcherne Brückenbildung mit einem speziellen Verfahren nach abgeklungener Knochenentzündung. In: Die posttraumatische Osteomyelitis, Hrsg. G. Hierholzer, J. Rehn, S. 171—176. Stuttgart-New York: Schattauer 1970.

Irwin, D. H. G., Briel, B. J.: Some aspects of anesthesia in Merino sheep with particular reference to dose and effect of Pentobarbitone sodium. J. S. Afr. vet. med. Ass. 37, 444—447 (1966).

Janecek, M., Kosinka, E., Horn, V.: Einheilung der großen homoplastischen Knochentransplantate. Beitr. Orthop. Traum. 14, 586—589 (1967).

Johnson, E. W., Schlein, A. P.: Vitallium prosthesis for the olecranon and proximal part of the ulna. J. Bone Jt Surg. A 52, 721—724 (1970).

Judet, J., Judet, R., Rigault, P., Roy-Camille, R.: Traitement des pseudarthroses congénitales de la jambe par décortication, fixature externe et greffe secondaire de renforcement. Rév. Chir. orthop. 54, 503—510 (1968).

Judet, R., Judet, J., Orlandini, J., Patel, A.: Osteo-muscular decortication (osteoperiosteal pediculated grafts). Rev. Chir. orthop. 53, 43—63 (1967).

Justus, R., Luft, J. H.: A mechanochemical hypothesis for bone remodeling induced by mechanical stress. Calcif. Tiss. Res. 5, 222—235 (1970).

Kiehn, C. L., Gutentag, J.: The uptake of radio phosphorus by bone homografts in diffusion chambers. Transactions of the International Society of Plast. Surgeons, First congress, p. 510—512. Baltimore: Williams & Wilkins Co. 1957.

Kiehn, C. L., Gutentag, J., Glover, D. M.: Localization of isotopes in bone grafts by autoradiography. Plast. reconstr. Surg. 14, 425—430 (1954).

Kingma, M. J.: Results of transplantation with preserved calf bone. Arch. chir. neerl. 12, 221—235 (1960).

Kingma, M. J., Hampe, J. F.: The behaviour of blood vessels after experimental transplantation of bone. J. Bone Jt Surg. B 46, 141—150 (1964).

Kobel, J. J.: Extended diaphyseal reconstruction of the tibia with homo- and autologous grafts. Helv. chir. Acta 32, 581—587 (1965).

Kofmann, S.: Gips als Plombenmaterial. Zbl. Chir. 52, 1817—1818 (1925).

Kovacevic, B.: Ein Beitrag zum Problem der hämatogenen Osteomyelitis. Langenbecks Arch. klin. Chir. 276, 432—443 (1953).

Kramer, J. R. H., Killey, H. C., Wright, H. C.: The response of the rabbit to implants of processed calf bone (boplant). Arch. oral Biol. 13, 1263—1273 (1968).

Krumbiegel, R.: Spongiosaplastik bei chronischer Osteomyelitis und benignen Knochentumoren. Zbl. Chir. 91, 469—477 (1966).

Krupko, I. L., Tkachenko, S. S.: Experience with transplantation of conserved tissue in the surgery of the skeleto-muscular system. Acta Chir. plast. (Praha) 10, 237—244 (1968).

Lagrange, J., Letournel, E.: Arthroplastie totale du genou. Presse méd. 78, 753—754 (1970).

Laing, P. G.: The use of metal insurgery. In: Modern trends in surgical materials, ed. L. Gillis. London: Butterworth 1958.

Laing, P. G., Ferguson, A. B., Hodge, E. S.: Tissue reaction in rabbit muscle exposed to metallic implants. J. biomed. Mater. Res. 1, 135—149 (1967).

Lance, E. M., Fisher, R. L.: Transplantation of the rabbit's patella. J. Bone Jt Surg. A 52, 145—156 (1970).

Lecher, W.: Die Behandlung von Defekten in Mehrfachpseudarthrosen. Hefte Unfallheilkunde 94, 67—68 (1968).

Lee, M. L. H., Sandeman, J. C.: Fibula autograft survival following resection of osteoclastoma of radius. Postgrad. med. J. 45, 266—271 (1969).

Lenart, G., Cser, I.: The role of biomechanical factors in the pathology of bone transplantation. Sborn. věd. Praci lék. Fak. Hradå Králove Suppl. 11, 557—560 (1968).

Lenggenhager, K.: Zur Frage des künstlichen Ellbogengelenkes. Helv. chir. Acta 4/5, 338—344 (1958).

Lentz, W.: Die Grundlagen der Transplantationen von fremdem Knochengewebe. Stuttgart: G. Thieme 1955.

Lexer, E.: Wiederherstellungschirurgie. Leipzig: J. A. Barth 1920.

Lexer, E.: Über die Entstehung von Pseudarthrosen nach Frakturen und Knochentransplantationen. Langenbecks Arch. klin. Chir. 119, 520—607 (1922).

Lexer, E.: Die freien Transplantationen, 2. Teil. Stuttgart: F. Enke 1924.

Lichtenstein, L., Sawyer, W. R.: Benign osteoblastoma. Twenty additional cases. J. Bone Jt Surg. A 46, 755—765 (1964).

Lippmann, R. K.: Osteomyelitis of the tibial diaphysis treated by diaphysectomy and reimplantation of the shaft after boiling. (Orell-Procedure). J. Bone Jt Surg. A 51, 1213—1215 (1969).

Lipscomb, P. R., Ivins, J. C.: Repair of defects of the shafts of long bones. Surg. Clin. N. Amer. 29, 1153—1168 (1949).

Loomis, L. K.: Internal prosthesis for upper portion of femur. J. Bone Jt Surg. A 32, 944—946 (1950).

Losee, F. L., Hurley, L. A.: Bone treated with ethylendiamine as a successful foundation material in cross-species bone grafts. Nature (Lond.) 177, 1032—1033 (1956).

Maatz, R.: Der Tierspan in der Knochenbank. Dtsch. med. J. 8, 190—194 (1957).

Maatz, R., Graf, R., Lentz, W.: Der Spongiosa-Test. Z. Path. 65, 299—313 (1954).

MacAusland, W. R.: Replacement of the lower end of the humerus with a prosthesis. West. J. Surg. 62, 557—566 (1954).

Martin, E.: Martin, E.: Zur Ausfüllung von Knochenhöhlen mit totem Material. Zbl. Chir. 21, 193—200 (1894).

Matti, H.: Technik und Resultate meiner Pseudarthrosenoperation. Zbl. Chir. 63, 1442—1451 (1936).

Matzen, P. F.: In: Kettler, L. H., und H. J. Serfling, Gewebekonserven. Berlin 1961.

Matzen, P. F.: Das homologe Transplantat zur Schließung von Knochendefekten. Z. Orthop. 106, 41—50 (1969).

Mazingarbe, M. A.: Massive homograft of the upper extremity of the femur for giant-cell tumor. Mém. Acad. Chir. 92, 724—730 (1966).

McDougall, A.: Malignant tumor at site of bone plating. J. Bone Jt Surg. B 38, 709—713 (1956).

McFarland, B.: Pseudarthrosis of the tibia in childhood. J. Bone Jt Surg. B 33, 36—46 (1951).

Melsunger medizinische Mitteilungen 42, Heft 111 (1968).

Merle D'Aubigne, R.: Zit. bei Young 1963.

Merle D'Aubigne, R.: Problèmes chirurgicaux d'actualité. Lyon chir. 63, 614—620 (1967).

Merle D'Aubigne, R., Meary, R., Postel, M., Thomine, J.-M.: L'homegreffe en manchon dans le traitement des pseudoarthroses congénitales de jambes. Rév. Chir. orthop. 56, 77—82 (1970).

Meznik, F., Slancar, P.: Klinische Ergebnisse auto-, homo- und heterologer Knochentransplantationen. Z. Orthop. 105, 465—484 (1969).

Milner, J. C., Rhinelander, F. W.: Compression fixation and primary bone healing. Surg. Forum **19**, 453—456 (1968).

Mittelmeier, H.: Resektion und freie Spanplastik zur Behandlung rezidivierender Knochencysten am Humerus. Langenbecks Arch. klin. Chir. **309**, 122—125 (1965).

Mittelmeier, H.: Operative treatment of bone tumors of the proximal humerus. In: Operative treatment of bone tumors, ed. G. Chapchal. Stuttgart: G. Thieme 1970.

Mittelmeier, H.: Zur Entstehung und Bedeutung der exogenen Osteomyelitis. Aufgrund statistischer Auswertung von 404 Osteomyelitis-Fällen. In: Die posttraumatische Osteomyelitis, Hrsg. G. Hierholzer, J. Rehn, S. 11—19. Suttgart-New York: Schattauer 1970.

Mittelmeier, H., Singer, L.: Anatomische und histologische Untersuchungen von Arthroplastikgelenken mit Plexiglasendoprothesen. Arch. orthop. Unfall-Chir. **48**, 519—560 (1956).

Mohr, H. J.: Pathologische Anatomie und kausale Genese der durch selbstpolymerisierendes Methacrylat hervorgerufenen Gewebsveränderungen. Z. ges. exp. Med. **130**, 41 (1958).

Moore, A. T.: The self-locking metal hip-prosthesis. J. Bone Jt Surg. A **39**, 811 (1957).

Moore, J. R.: Delayed autogenous graft in the treatment of congenital pseudarthrosis. J. Bone Jt Surg. A **31**, 23—38 (1949).

Morisi, M., Terragni, R.: Condroma juxtacorticale recidivo dell'estremo distale del radio. Minerva ortop. **18**, 941—944 (1967).

Mowlem, R.: Cancellous chip bone grafts. Lancet 1944 II, 746—748.

Müller, M. E.: Die Verwendung von Kunstharzen in der Knochenchirurgie. Helv. chir. Acta **30**, 121—123 (1963).

Müller, M. E., Allgöwer, M., Willenegger, H.: Technik der operativen Frakturenbehandlung, 1. Aufl. Berlin-Göttingen-Heidelberg: Springer 1963.

Neer, C. S.: Articular replacement of the humeral head. J. Bone Jt Surg. A **37**, 215—228 (1955).

Neer, C. S.: Indications for replacement of the proximal humoral articulation. Amer. J. Surg. **89**, 901—907 (1955).

Nes, C. P. van: Congenital pseudarthrosis of the leg. J. Bone Jt Surg. A **48**, 1467—1483 (1966).

Neubauer, G.: Spätergebnisse nach operierten Defektpseudarthrosen am Vorderarm. Hefte Unfallheilkunde **89**, 98—101 (1966).

Nicole, R.: Metallschädigungen bei Osteosynthesen. Helv. chir. Acta Suppl. 3, 1—74 (1947).

Nicoll, E. A.: The treatment of gaps in long bones by cancellous insert grafts. J. Bone Jt Surg. B **38**, 70—82 (1956).

Nigst, H.: Knochenersatz mit alloplastischem Material nach Resektion bei Tumormetastasen. Langenbecks Arch. klin. Chir. **304**, 919—921 (1963).

Nilsonne, U.: Biophysical investigations of the mineral phase in healing fractures. Acta orthop. scand. Suppl. **37** (1959).

Nilsonne, U.: On the distribution of mineral salt in autogenous bone grafts in man. Acta orthop. scand. **40**, 273—278 (1969).

Nisbet, N. W., Heslop, B. F., Zeiss, I. M.: Studies on transference of bone (III). Brit. J. exp. Path. **41**, 443—451 (1960).

Nishimura, K. K., Yaeger, J. A., Sabet, T. Y.: Fate of osteocytes in adult mouse whole bone isografts and homografts. Anat. Rec. **144**, 85—96 (1962).

Nothdurft, H.: Die experimentelle Erzeugung von Sarkomen bei Ratten und Mäusen durch Implantation von Rundscheiben aus Gold, Silber, Platin oder Elfenbein. Naturwissenschaften **42**, 75—76 (1955).

Nuschenpickel, H.: Erfahrungen bei der Verwendung cialitkonservierten homologen Knochenmaterials zur Transplantation. Beitr. Orthop. Traum. **14**, 584—585 (1967).

Nyström, G.: Plugging of bone cavities with Rivanol-plaster-porridge. Acta chir. scand. **63**, 296 (1928).

Oehlecker, F.: Über Knochenplomben. Zbl. Chir. **52**, 293 (1925).

Oettel, H.: Gesundheitsgefährdung durch Kunststoffe. Naunyn-Schmiedebergs
    Arch. exp. Path. Pharmak. **232**, 77—132 (1958).
Oettel, H.: Biologische Probleme bei der Implantation von Kunststoffen. Langen-
    becks Arch. klin. Chir. **304**, 900—916 (1963).
Oldenburg, D.: Spätergebnis einer osteomyelitischen Tibiapseudarthrose, operiert
    nach Hahn-Brandes. Z. Orthop. **96**, 283—285 (1962).
Olerud, S., Danckwardt-Lillieström, G.: Fracture healing in compression osteo-
    synthesis in the dog. J. Bone Jt Surg. B **50**, 844—851 (1968).
Ondrouch, A.: Beitrag zur Behandlung der angeborenen Pseudarthrose des Unter-
    schenkels. Arch. orthop. Unfall-Chir. **60**, 138—147 (1966).
Oppenheimer, B. S., Oppenheimer, E. T., Danishefsky, J., Stout, A. P.: Carcino-
    genic effect of metals in rodents. Cancer Res. **16**, 439—441 (1956).
Oppenheimer, B. S., Oppenheimer, E. T., Danishefsky, J., Stout, A. P., Eirich,
    R. R.: Further studies of polymers as carcinogenic agents in animal. Cander
    Res. **15**, 333—340 (1955).
Ostapovicz, C.: Die Knochentransplantation im Dienste der Unfallchirurgie. In:
    Kettler, L. H., und H. J. Serfling, Gewebekonserven. Berlin 1961.
Ottolenghi, L. E.: Massive osteoarticular bone grafts. J. Bone Jt Surg. B **48**,
    646—659 (1966).
Palmer, J.: Surgical treatment of defects of the long bones. Acta chir. scand. **103**,
    381—400 (1952).
Pap, K. J., Gaal: Alloplastics in semimalignant and malignant bone tumors. In:
    Operative treatment of bone tumors, ed. G. Chapchal. Stuttgart: G. Thieme
    1970.
Pappas, A. M., Beisaw, N. E.: Bone transplantation: Correlation of physical and
    histological aspects of graft incorporation. Clin. Orthop. Rel. Res. **61**, 79—91
    (1968).
Pauwels, F.: Gesammelte Abhandlungen zur funktionellen Anatomie des Be-
    wegungsapparates. Berlin-Heidelberg-New York: Springer 1965.
Peltier, L. F.: The use of plaster of Paris to fill large defects in bone. Amer. J.
    Surg. **97**, 311—315 (1959).
Peltier, L. F., Lillo, R.: The substitution of plaster of Paris rods for portions of
    the diaphysis of the radius in dogs. Surg. Forum **6**, 556—558 (1955).
Peltier, L. F., Orn, D.: The effect of the addition of plaster of Paris to autogenous
    and homogenous bone graft in dogs. Surg. Forum 8, 571—574 (1957).
Penn, J., Epstein, E.: Notes of a case of carcinoma following shell-wound of the
    face. Plast. reconstr. Surg. **12**, 148—151 (1953).
Peterson, C. D., Miles, J. S., Solomons, C., Predecki, P. K., Stephen, J. S.: Union
    between bone and implants of open pore ceramic and stainless steel. A histo-
    logic study. J. Bone Jt. Surg. A **51**, 805 (1969).
Petrokow, V.: Die Biomechanik der Callusbildung und experimentelle Bewertung
    der Druckosteosynthese. Bruns' Beitr. klin. Chir. **205**, 265—295 (1962).
Petrova, A.: Gipsfüllung von Knochenhöhlen bei Osteomyelitis (Versuchsergeb-
    nisse). Zentr.-Org. ges. Chir. **43**, 485 (1928).
Phemister, D. B.: Rapid repair of defect of femur by massive bone grafts after
    resection for tumors. Surg. Gynec. Obstet. 80, 120—127 (1945).
Pitzen, P.: Die Pseudarthrose. Verh. dtsch. orthop. Ges. **34**, 109—138 (1941).
Plizarov, G. A., Ledyaev, V. I.: The replacement of long tubular bone defects on
    fragment. Vestn. Khir. **102**, 77—84 (1969).
Popkirov, S.: Probleme der operativen Behandlung der Tibiaosteomyelitis. Bruns'
    Beitr. klin. Chir. **218**, 243—254 (1970).
Popkirov, S.: Indikationsstellung der osteoplastischen Behandlung bei der eitrigen
    Frakturosteitis. In: Die posttraumatische Osteomyelitis, Hrsg. G. Hierholzer,
    J. Rehn, S. 193—197. Stuttgart-New York: Schattauer 1970.
Prokopova, L. V.: Osteoplasty in defects and pseudarthrosis of long tubular bones
    in children. Vestn. Khir. **96**, 92—98 (1966).
Puranen, J.: Reorganization of fresh and preserved bone transplants. Acta orthop.
    scand., Suppl. **92** (1966).
Rahn, B. A.: Persönliche Mitteilung.

Rahn, B. A., Perren, S. M.: Calcein blue as a fluorescent label in bone. Experientia (Basel) **26**, 519—520 (1970).

Ray, R. D., Degge, J., Gloyd, P., Mooney, G.: Bone regeneration. J. Bone Jt Surg. A **34**, 638 (1952).

Ray, R. D., Holloway, J. A.: Bone implants. Preliminary report of an experimental study. J. Bone Jt Surg. A **39**, 1119—1128 (1957).

Ray, R. D., Sabet, T. Y.: Bone grafts: cellular survival versus induction. J. Bone Jt Surg. A **45**, 337—344 (1963).

Rehn, J., Schramm, W.: Tierexperimentelle Untersuchungen über das Verhalten von autologen Spongiosa- und Corticalistransplantaten im Weichteillager mit Hilfe der Tetracyclinmarkierung. Arch. orthop. Unfall-Chir. **68**, 185—196 (1970).

Reichelt, A.: Gedanken zur Totalalloarthroplastik des Hüftgelenkes anhand von katamnestischen Untersuchungen implantierter Judet-Prothesen. Zbl. Chir. **20**, 657—664 (1971).

Reynolds, F. C., Oliver, D. R., Ramsey, R.: Clinical evaluation of the merthiolate bone bank and homogenous bone grafts. J. Bone Jt Surg. A **33**, 873—883 (1951).

Rhinelander, F. W., Baragry, R. A.: Microangiography in bone healing. Undisplaced closed fractures. J. Bone Jt Surg. A **44**, 1273—1298 (1962).

Richmann, Gelfand, Hill: Persönliche Mitteilung von F. W. Rhinelander, 1970.

Richter, H., Höfer, D.: Unsere Erfahrungen in der Unterfütterung der Tibiakopfimpressionen mit heteroplastischer Spongiosa. Sonderdruck aus: Mschr. Unfallheilk. **72**, 311—316 (1969).

Roth, H.: Die Konservierung von Knochengeweben für Transplantationen. Berlin-Göttingen-Heidelberg: Springer 1952.

Savenko, N. F., Pankov, E. J.: Röntgen-morphological characteristic of the process of bone regeneration under the effect of impulse ultrasound. Ortop. Travm. Protez. **30**, 545—559 (1969).

Scales, J. T.: Internal prosthesis. The problem in relation to materials. J. Bone Jt Surg. B **38**, 754—761 (1956).

Scales, J. T.: Biological and mechanical factors in prosthetic surgery. In: Modern trends in surgical materials, ed. L. Gillis. London:Butterworth 1958.

Scales, J. T.: Factors influencing prosthetic procedures. Proc. roy. Soc. Med. **63**, 1111 (1970).

Scales, J. T., Duff-Barclay, I., Burrows, H. J.: Some engineering and medical problems associated with massive bone replacement. In: Biomechanics and related bioengineering topics, p. 205—239. Glasgow: Bell and Bain Ltd. 1965.

Schajowicz, F.: Giant cell tumors of bone-osteoclastoma. J. Bone Jt Surg. A **43**, 1—29 (1961).

Schenk, R.: Morphometrische Analyse der Umbauvorgänge in der Kompakta des Knochens. In: Quantitative Methoden in der Morphologie, Hrsg. E. R. Weibel und H. Elias. Berlin-Heidelberg-New York: Springer 1967.

Schenk, R.: Zur histologischen Verarbeitung von unentkalktem Knochen. Acta anat. (Basel) **60**, 3—19 (1965).

Schenk, R., Merz, W. A., Müller, J.: A quantitative histological study on bone resorption in human cancellous bone. Acta anat. (Basel) **74**, 44—53 (1969).

Schenk, R., Willenegger, H.: Zum histologischen Bild der sog. Primärheilung der Knochenkompakta nach experimentellen Osteotomien am Hund. Experientia (Basel) **19**, 593—595 (1963).

Schenk, R., Willenegger, H.: Zur Histologie der primären Knochenheilung. Langenbecks Arch. klin. Chir. **308**, 440—452 (1964).

Scheuba, G.: Die Osteosynthese mit Autopolymerisaten bei Knochenmetastasen des Femurs. Arch. orthop. Unfall-Chir. **65**, 333—356 (1969).

Schramm, W.: Über die Behandlung von Unterschenkelpseudarthrosen im Anschluß von Knocheneiterungen. Beitr. Orthop. Traum. **15**, 9—11 (1968).

Schramm, W.: Über die kombinierte Anwendung der Osteosynthese und autoplastischer Spongiosatransplantation bei bestimmten Pseudarthroseformen. Hefte Unfallheilkunde **94**, 38—41 (1968).

Schramm, W.: Klinische und tierexperimentelle Untersuchungen über die Transplantation autoplastischer Spongiosa. Hefte Unfallheilkunde **104** (1970).

Schweiberer, L.: Experimentelle Untersuchungen von Knochentransplantaten mit unveränderter und mit denaturierter Knochengrundsubstanz. Hefte Unfallheilkunde **103** (1970).

Schweiberer, L.: Der heutige Stand der Knochentransplantation. Chirurg **42** 252—257 (1971).

Seiffert, K. E.: Biologische Grundlagen der homologen Transplantation konservierter Bindegewebe. Hefte Unfallheilkunde **93** (1967).

Seiffert, K. E.: Organisation und therapeutische Möglichkeiten einer lokalen Gewebebank. Chirurg **42**, 73—80 (1971).

Shiers, L. G. P.: Arthroplasty of the knee. Preliminary report of a new method. J. Bone Jt Surg. B **36**, 553—560 (1954).

Shiers, L. G. P.: Arthroplasty of the knee. Interim report of a new method. J. Bone Jt Surg. B **42**, 31—39 (1960).

Shim, S. S., Copp, D. H., Patterson, F. P.: Measurement of the rate and distribution of the nutrient and other arterial blood supply in long bones of the rabbit. J. Bone Jt Surg. B **50**, 178—183 (1968).

Siddons, A. H. M., McArthur, A. M.: Carcinomata developing at the site of foreign bodies on the lung. Brit. J. Surg. **39**, 542—545 (1952).

Sieber, E.: Ergebnisse mit kältekonservierten homoio-plastischen Knochenspänen, speziell bei der Pseudarthrosenoperation nach Phemister. Langenbecks Arch. klin. Chir. **279**, 69—71 (1954).

Sieber, E.: Biochemische Untersuchungen an konserviertem Knochengewebe. Zbl. Chir. **81**, 538—544 (1956).

Siffert, R. S.: Experimental bone transplants. J. Bone Jt Surg. A **37**, 742—758 (1955).

Siffert, R. S., Barash, E. S.: Delayed bone transplantation. J. Bone Jt Surg. A **43**, 407—418 (1961).

Silbermann, F. S., Sola, C. K., Cabrini, R. C.: A study of the vascular distribution after periosteal stripping of the long bones. Surg. Gynec. Obstet. **125**, 1311—1315 (1967).

Smith, C.: Ceramic plastic material as a bone substitution. Arch. Surg. **87**, 653—661 (1963).

Smith, D. C.: The acrylic denture base. Some effects of residual monomer and peroxide. Brit. dent. J. **106**, 331—336 (1959).

Spealman, C. R., Main, R. J., Haag, H. B., Larson, P. S.: Monomeric methylmetacrylate studies on toxicity. Industr. Med. Surg. **14**, 292 (1945).

Spence, K. F., Sell, K. W., Brown, R. H.: Solitary bone cyst: treatment with freezedried cancellous bone allograft. J. Bone Jt Surg. A **51**, 87—96 (1969).

Steffen, D.: Die Behandlung jugendlicher Knochenzysten mit homologer konservierter Bankspongiosa. Zbl. Chir. **93**, 374—381 (1968).

Stringa, G.: Studies of the vascularization of bone grafts. J. Bone Jt Surg. B **39**, 395 (1957).

Stringa, G., Mignani, G.: Microradiographic investigations of bone grafts in man. Acta orthop. scand., Suppl. **99** (1967).

Sulamaa, M., Vilkki, P.: Congenital pseudarthrosis of the tibia. Acta orthop. scand. **33**, 312—319 (1963).

Swafford, L. I.: Congenital pseudarthrosis of the tibia. Amer. Surg. **29**, 891—899 (1963).

Szyszkowitz, R.: Einbau und Abbau von Knochenzement bei Kombinations-Osteosynthesen im Tierversuch. Arch. orthop. Unfall-Chir. **71**, 71—94 (1971).

Tarsoly, E., Ostrowski, K., Oskalewski, S. M., Lojek, T., Kurnatowski, W., Krompecher, S.: Incorporation of lyophilized and radiosterilized perforated and unperforated bone grafts in dogs. Acta chir. Acad. Sci. hung. **10**, 55—63 (1969).

Thomine, J. M.: Long term results of large resection in bone tumors. In: Operative treatment of bone tumors, ed. G. Chapchal. Stuttgart: G. Thieme 1970.

Thompson, F. R.: Two and a half years' experience with a Vitallium intramedullary hip prothesis. Tex. St. J. Med. **49** (10), 749—756 (1953).

Trueta, J.: The role of vessels in osteogenesis. J. Bone Jt Surg. B **45**, 402—418 (1963).

Trueta, J.: Der Einfluß des Muskels auf den Blutstrom in den langen Röhrenknochen. Z. Orthop. **99**, 11—18 (1964).

Trueta, J., Little, K.: The vascular contribution to osteogenesis (II). J. Bone Jt Surg. B **42**, 367 (1960).

Turner, A. W., Hodgetts, V. E.: Barbiturate antagonism: the use of Megimide and of Daptazole in curtailing Nembutal anesthesia and in treating apnoic Nembutal intoxication in sheep. Aust. vet. J. **32**, 49—54 (1956).

Turner, T. C., Bassett, C. A. L., Pate, J. W., Sawyer, P. N.: An experimental comparison of freeze-dried and frozen cortical bone graft healing. J. Bone Jt Surg. A **47**, 1197 (1955).

Urist, M. R.: Bone: Transplants, implants, derivates, and substitutes — a survey of research of the past decade. Instruct. Lect. Amer. Acad. Orthop. Surg. **17**, 184—195 (1960).

Urist, M. R.: Bone: Formation by autoinduction. Science **150**, 893—899 (1965).

Urist, M. R.: Surface-decalcified allogenic bone (SDAB) implants. A preliminary report of 10 cases and 25 comparable operations with undecalcified lyophilized bone implants. Clin. Orthop. **56**, 37—50 (1968).

Urist, M. R., Ibsen, K. H.: Chemical reactivity of mineralized tissue with oxytetracycline. Arch. Path. **76**, 484—496 (1963).

Urist, M. R., Jurist, J. M., Dubuc, F. L., Strates, B. S.: Quantitation of new bone formation in intramuscular implants of bone matrix in rabbits. Clin. Orthop. **68**, 279—293 (1970).

Urist, M. R., Mazet, R., McLean, F. C.: The pathogenesis and treatment of delayed union and nonunion. A survey of 85 ununited fractures of the shaft of the tibia and 100 control cases with similar injuries. J. Bone Jt Surg. A **36**, 931—968 (1954).

Urist, M. R., McLean, F. C.: Osteogenic potency and new bone formation by induction in transplants to the anterior chamber of the eye. J. Bone Jt Surg. A **34**, 443 (1952).

Urist, M. R., Silverman, B. F., Büring, K., Dubuc, F. L., Rosenberg, J. M.: The bone induction principle. Clin. Orthop. **53**, 243—283 (1967).

Urist, M. R., Wallace, T. H., Adams, T.: The function of fibrocartilaginous fracture callus. Observations on transplants labelled with tritiated thymidine. J. Bone Surg. B. **47**, 304—318 (1965).

Vainio, S., Solonen, K.: The regenerative ability of the autoplastic and deep-frozen homoplastic transplant of bone. Ann. Chir. Gynaec. Fenn. **46**, 222—234 (1957).

Venable, Ch. S.: An elbow and an elbow prosthesis. Amer. J. Surg. **83**, 271—275 (1952).

Vitalli, H. P.: Unterschiede der Einheilung von Knochen bei sofortiger und verzögerter Transplantation. Langenbecks Arch. klin. Chir. **316**, 926—929 (1966).

Vitalli, H. P.: Knochenerkrankungen. Sandoz-Monographie (1970).

Volkov, M. V.: Bone transplantation and its wide introduction into the clinical practice. Chirurgija Moskva **44**, 163—168 (1968).

Wagner, H.: Neue Osteosyntheseschrauben und ihre Gewebeverträglichkeit. Verh. dtsch. orthop. Ges. **49**, 418—421 (1962).

Waksman, B. H.: Tissue damage in the "delayed" (cellular) type of hypersensitivity. In: Mechanism of cell and tissue damage produced by immune reactions, eds. P. Garbar, P. Miescher, p. 146—160. Basel-Stuttgart: Schwabe 1962.

Walldius, B.: Arthroplasty of the knee using an endoprosthesis. Acta orthop. scand. **30**, 137—148 (1960).

Walldius, B.: The use of hinged joints in rheumatoid arthritis. In: Crues, R. L., und N. S. Mitchell, Surgery of rheumatoid arthritis, p. 47—53. Philadelphia: J. B. Lippincott 1971.

Wallhäuser, K. H., Schmidt, H.: Sterilisation, Desinfektion, Konservierung, Chemotherapie. Stuttgart: G. Thieme 1967.

Watanabe, R.: Tierexperimentelle Untersuchungen zur homoio- und heterologen Knochentransplantation. Beitr. Orthop. Traum. **14**, 560—561 (1967).

Weigert, M.: Die Förderung der Osteogenese durch induktiven Wechselstrom. Z. Orthop. **107**, 362—364 (1970).

Weinmann, J. P., Sicher, H.: Bone and bones. 2nd ed., p. 309—337. St. Louis: V. V. Mosby Co. 1955.

Weller, S., Klümper, H.: Local resection of benign and semimalignant bone tumors. In: Operative treatment of bone tumors, ed. G. Chapchal. Stuttgart: G. Thieme 1970.

Willert, H. G., Schreiber, A.: Unterschiedliche Reaktionen von Knochen- und Weichteillager auf autopolymerisierende Kunststoffimplantate. Z. Orthop. **106**, 231—252 (1969).

Wilson, C. L.: Experimental attempts to stimulate bone growth. J. Bone Jt Surg. A **52**, 1033—1040 (1970).

Wilson, F. C.: Persönliche Mitteilung 1969.

Wilson, P. D.: Experience with the use of refrigerated homogenous bone. J. Bone Jt Surg. B **33**, 301—315 (1951).

Wiltse, L. L., Hall, R. H., Stenehjem, J. C.: Experimental studies regarding the possible use of selfcuring acrylic in orthopedic surgery. J. Bone Jt Surg. A **39**, 961—972 (1957).

Witt, A. N.: Die Defektpseudarthrose. Hefte Unfallheilkunde **94**, 24—31 (1968).

Witt, A. N.: Probleme des Gelenkersatzes. Münch. med. Wschr. **36**, 1781—1790 (1969).

Witt, A. N.: Die Behandlung der Pseudarthrosen. Berlin: Walter de Gruyter 1952.

Witt, A. N., Refior, H. J.: Weitere Erfahrungen in der Behandlung des Crus curvatum congenitum und der kongenitalen Unterschenkelpseudarthrose unter Verwendung des AO-Instrumetarius. Arch. orthop. Unfall-Chir. **68**, 230—242 (1970).

Witt, A. N., Walcher, K., Schulitz, K. P.: Pseudarthrosenbehandlung bei Kindern und Jugendlichen. Arch. orthop. Unfall-Chir. **63**, 308—336 (1968).

Wolkow, M. A., Biser, W. A.: Homoplastik bei Knochendefekten infolge fibröser Dysplasie bei Kindern und Jugendlichen, Wiederherstellungschir. u. Traum., Bd. 9, S. 69—81. Basel-New York: Karger 1967.

Wolkow, M. W.: Die Forschungsergebnisse der sowjetischen Orthopädie in der homoplastischen Chirurgie von Gelenken. Acta Orthop. scand. **40**, 577—586 (1969).

Wood, N. K., Kaminski, E. J., Oglesby, R. J.: The significance of implant shape in experimental testing of biological materials. J. biomed. Mater. Res. **4**, 1—12 (1970).

Young, H. H.: Use of hinged Vitallium-prosthesis for arthroplasty of the knee. A preliminary report. J. Bone Jt Surg. A **45**, 1627—1642 (1963).

Zatsepin, S. T., Kuzmina, L. D., Mahson, N. E.: Tumors of articular ends of bones in adults and their operative treatment. In: Operative treatment of bone tumors, ed. G. Chapchal Stuttgart: G. Thieme 1970.

Zeiss, I. M., Nisbet, N. W., Heslop, B. F.: Studies on transference of bone (II). Brit. J. exp. Path. **41**, 345—363 (1960).

Zucman, J., Maurer, P., Berbesson, C.: The effect of autografts of bone and periosteum in recent diaphysial fractures. J. Bone Jt Surg. B **50**, 409—422 (1968).

Zucman, J., Maurer, P., Berbesson, C., Barbot, J.: Experimental study of osteogenic action of periostal grafts, bone marrow grafts, and centro-medullary riming. Rev. Chir. orthop. **54**, 221—238 (1968).

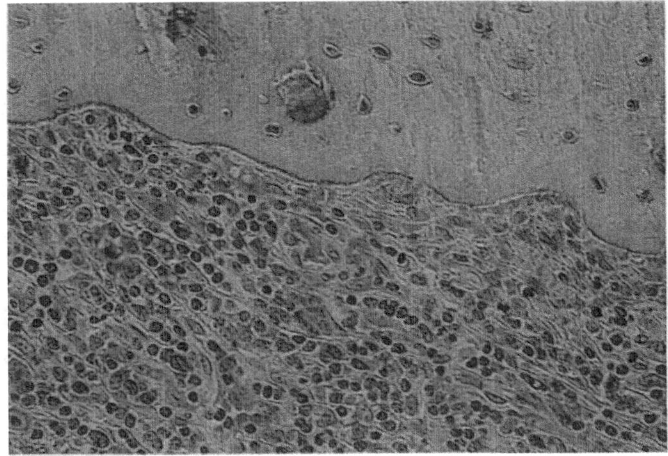

Abb. 1. Homologes Transplantat, 10 Tage post op. (s. Text). Längsschnitt 5 μ,
Masson-Goldner (160 ×)

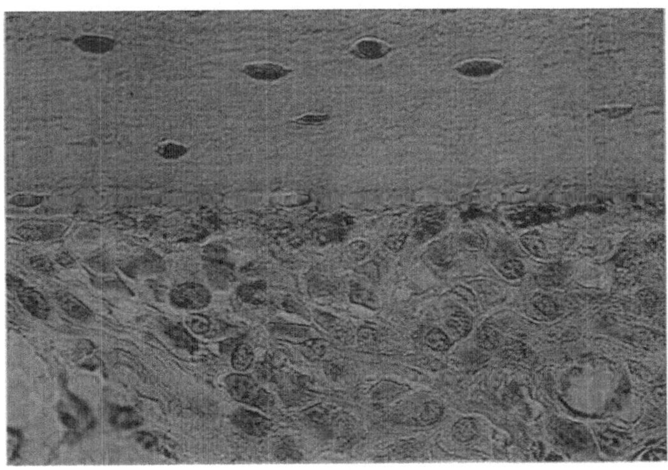

Abb. 2. Autologes Transplantat, 10 Tage post op. Längsschnitt 5 μ,
Masson-Goldner (400 ×)

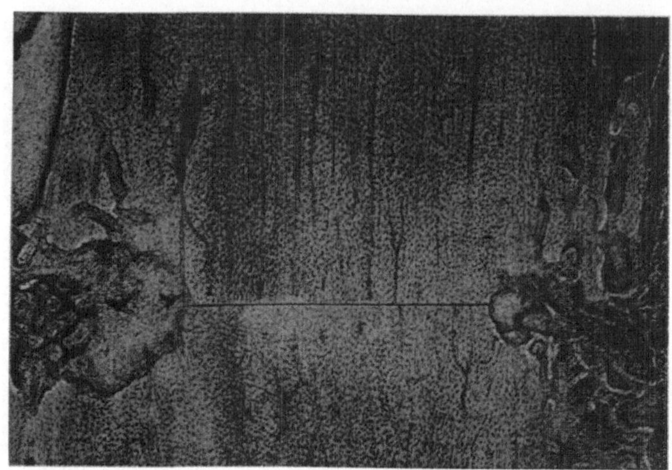

Abb. 3. Homologes Transplantat, 20 Tage. Osteomiespalt mit eindringenden Gefäßknospen. Längsschnitt. Schliffpräparat 90 μ. Bas. Fuchsin (25 ×).
Tetracyclinfluorescenz

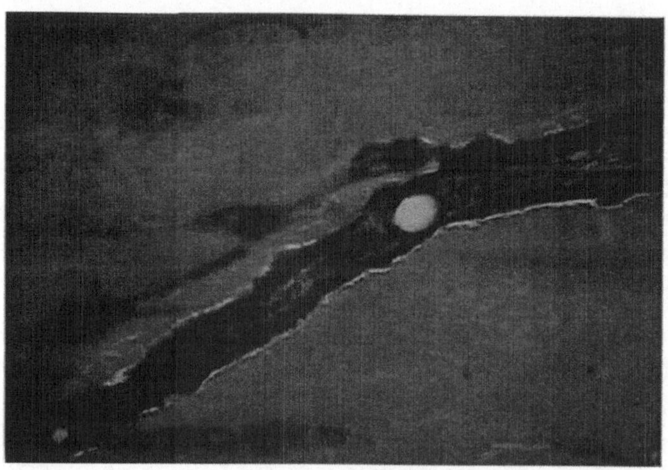

Abb. 4. Autologes Transplantat, 20 Tage. Gefäßverlauf im Transplantat, Tetracyclinmarkierung, Längsschnitt. Schliffpräparat 90 μ (60 ×)

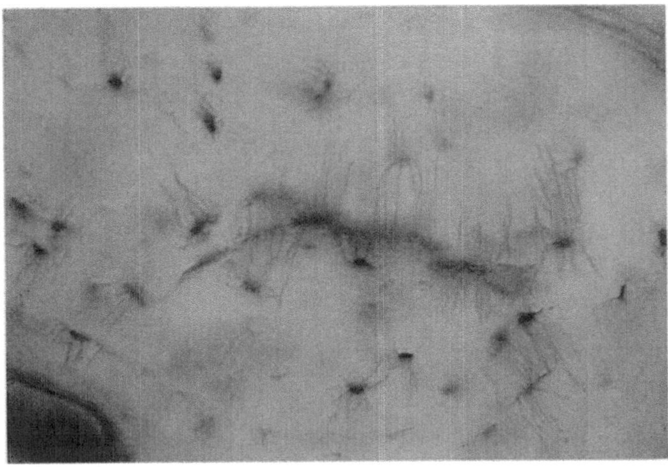

Abb. 1. Autologes Transplantat, 45 Tage. Vitale Osteocyten mit Fortsätzen in den Canaliculi. Querschnitt-Schliffpräparat 50 μ. Ungefärbt

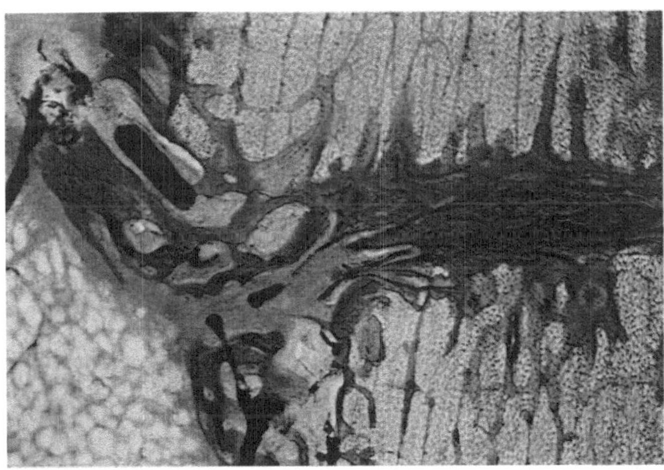

Abb. 2. Autologes Transplantat, 45 Tage. Spaltheilung, endostale Vascularisierung des distalen Spaltes, horizontal einstrahlend in die Haversschen Kanäle. Längsschnitt. Schliffpräparat 90 μ. Bas. Fuchsin. Gefäßfüllung (60 ×)

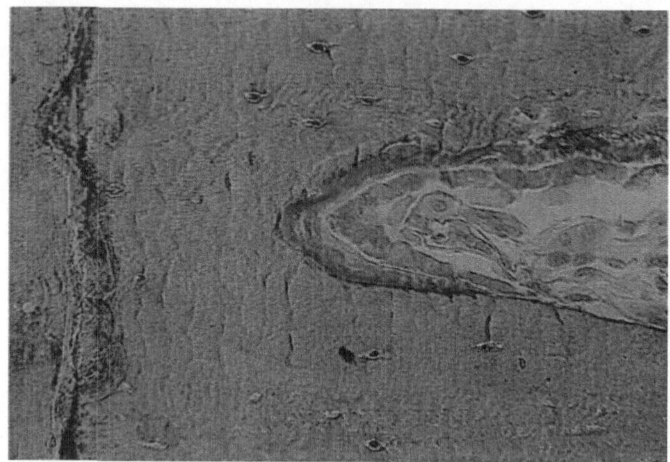

Abb. 3. Homologes Transplantat, 45 Tage. „Bohrkopf" im Transplantat, kurz vor
Erreichen der distalen Osteotomie (links im Bild), in der Spitze des Bohrkopfes
Osteoclasten, rechts oben Osteoblastenbelag mit Osteoid, Längsschnitt 5 μ, M.-G.
(250 ×)

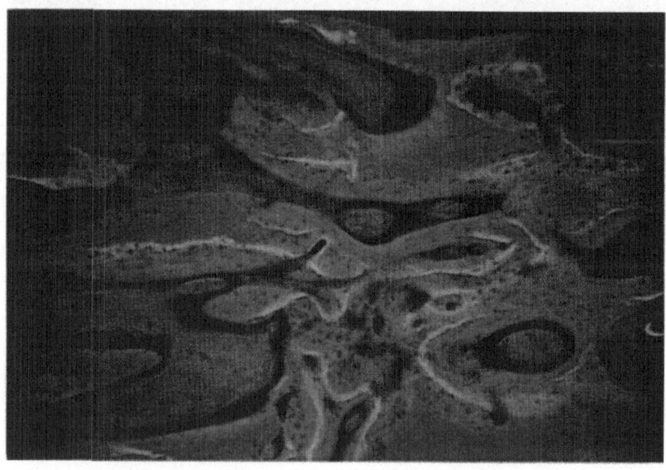

Abb. 4. Autologes Transplantat, 60 Tage. Kontaktheilung, der senkrechte Spalt ist
angedeutet zu erkennen. Längsschnitt. Schliffpräparat 90 μ (60 ×)

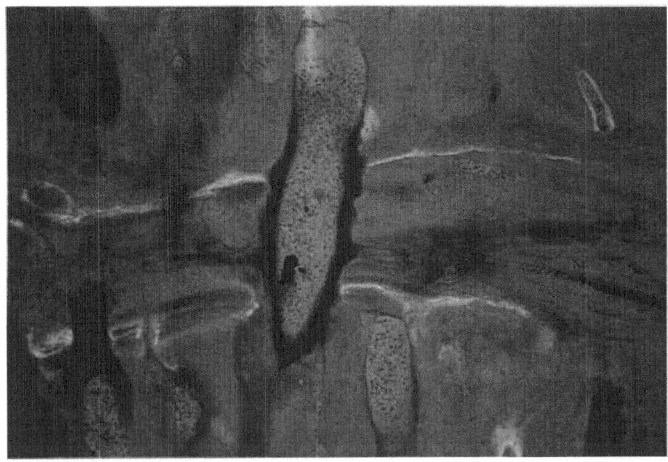

Abb. 1. Tiefgekühltes Transplantat, 60 Tage. Spaltheilung. Tetracyclin- und Calcein-Blau-Fluorescenz

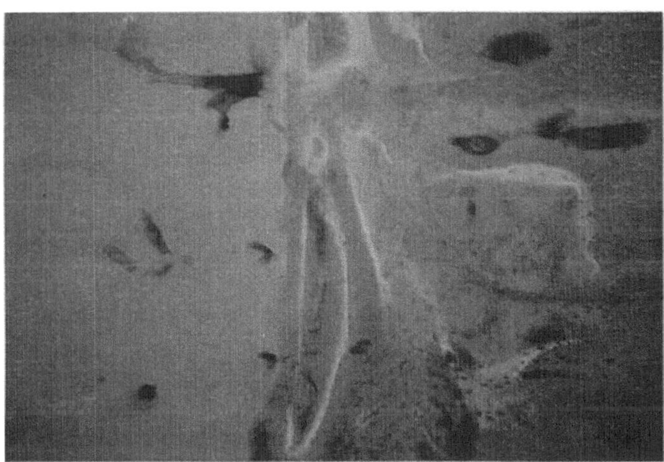

Abb. 2. Maceriertes Transplantat, 60 Tage. Geringe Knochenneubildung im proximalen Spalt. Keine Knochenneubildung im Transplantat (links), geringe Vascularisierung. Längsschnitt. Schliffpräparat 90 μ (60 ×)

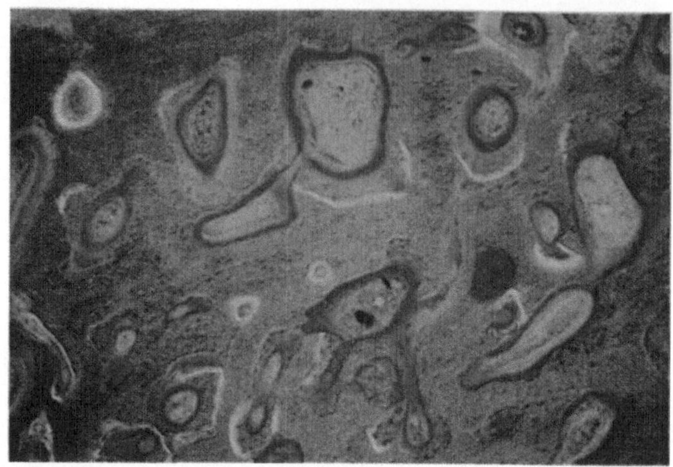

Abb. 3. Autologes Transplantat, 60 Tage. Regeneration in Transplantatmitte. Querschnitt. Schliffpräparat 90 μ (60 ×)

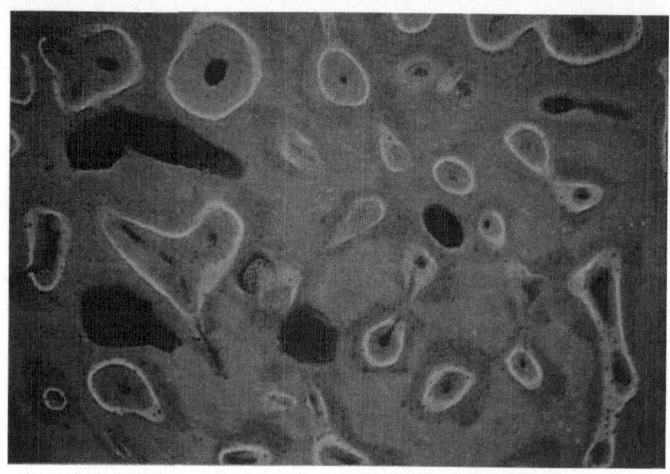

Abb. 4. Autologes Transplantat, 120 Tage. Harmonischer Umbau unter der Platte, ausgehend vom Haversschen System. Querschnitt. Schliffpräparat 90 μ (40 ×)

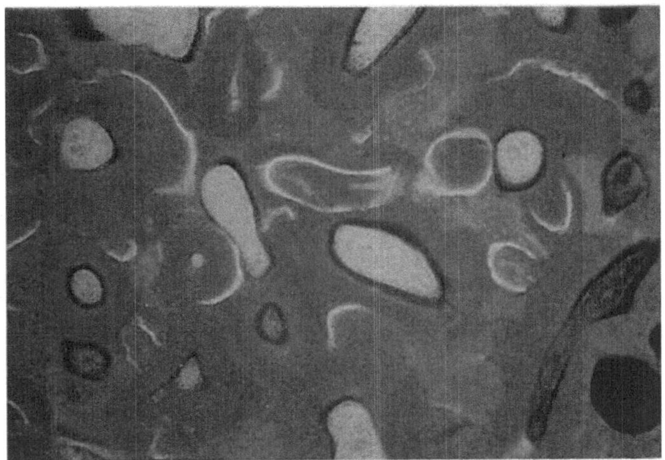

Abb. 1. Cialittransplantat, 120 Tage. Lebhafter Transplantatumbau unter der Platte. Tetracyclin- und Calcein-Blau-Fluorescenz (schwach-blau in Bildmitte). Schliffpräparat 90 μ. Bas. Fuchsin (60 ×)

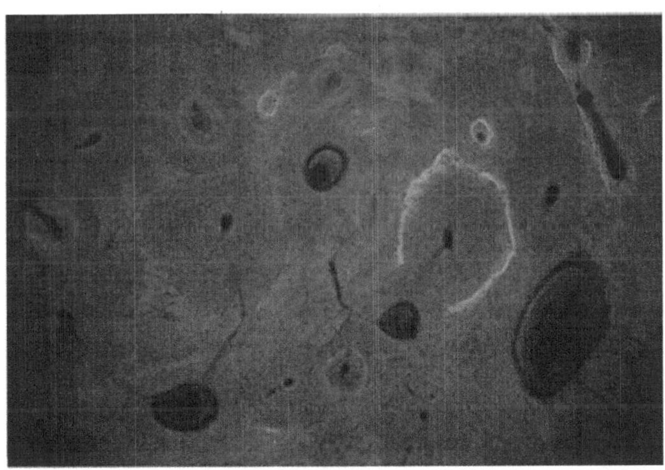

Abb. 2. Autologes Transplantat, 240 Tage. Nahezu komplette Regeneration. 3fach Markierung: Tetracyclin-, Calcein-Blau- und Alizarin-Fluorescenz. Querschnitt. Schliffpräparat 90 μ (60 ×)

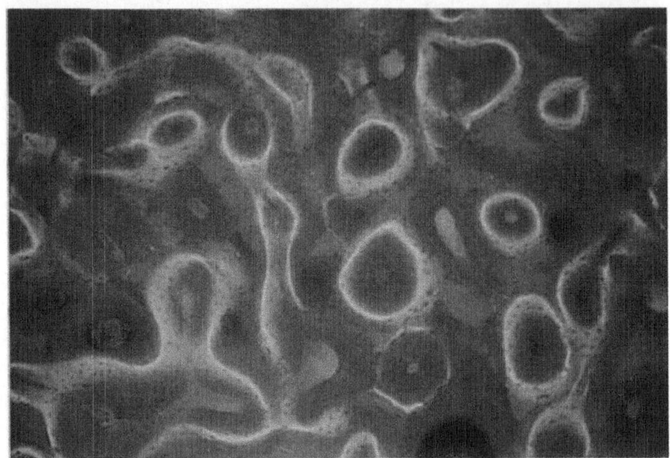

Abb. 3. Tiefgekühltes Transplantat, 240 Tage. Harmonischer Umbau unter der Platte. Fast komplette Regeneration. Querschnitt. Schliffpräparat (60 ×)

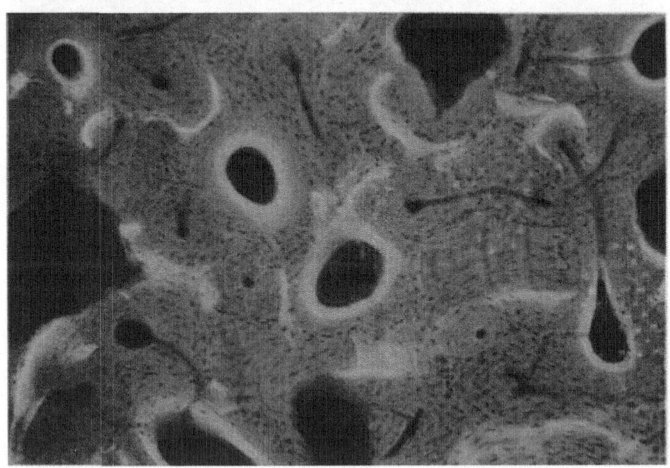

Abb. 4. Cialittransplantat, 300 Tage. Knochenneubildung auf der Plattengegenseite. Tetracyclindoppelmarkierung. Querschnitt. Schliffpräparat (60 bzw. 160 ×)

Universitätsdruckerei H. Stürtz AG, Würzburg

Printed in Germany